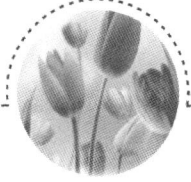

女性更年期
护理专家方案

NÜXINGGENGNIANQI HULI
ZHUANJIA FANG'AN

周炳然 编著

中国人口出版社

图书在版编目(CIP)数据

女性更年期护理专家方案/周炳然编著. —北京:中国人口出版社,2012.3
ISBN 978-7-5101-1102-0

Ⅰ.①女… Ⅱ.①周… Ⅲ.①女性—更年期—保健 Ⅳ.①R711.75

中国版本图书馆 CIP 数据核字(2012)第 041553 号

女性更年期护理专家方案

周炳然 编著

出版发行	中国人口出版社
印　　刷	北京普瑞德印刷厂
开　　本	880 毫米×1 230 毫米 1/32
印　　张	6
字　　数	200 千字
版　　次	2012 年 3 月第 1 版
印　　次	2012 年 3 月第 1 次印刷
书　　号	ISBN 978-7-5101-1102-0
定　　价	15.00 元

社　　长	陶庆军
网　　址	www.rkcbs.net
电子信箱	rkcbs@126.com
电　　话	(010)83519390
传　　真	(010)83519401
地　　址	北京市宣武区广安门南街 80 号中加大厦
邮　　编	100054

版权所有　侵权必究　质量问题　随时退换

目 录

第一章 善解人意的她到了更年期 ········· 1
  妈妈最近暴躁、多疑 ··········· 2
  她的更年期来势汹汹 ··········· 4
  丈夫心中苦恼谁人知 ··········· 7

第二章 人生转折点:女性更年期 ········· 9
  举例再现女性更年期 ··········· 10
  警惕女性隐性更年期 ··········· 12
  月经信息预示更年期 ··········· 15
  女性更年期预测指标 ··········· 17

第三章 走近女性更年期综合征 ········· 21
  更年期女性的身体信号 ··········· 22
  卵巢衰老状况自我判定 ··········· 25
  女性自我评估更年程度 ··········· 29

第四章 雌激素缔造女性盛衰一生 ········· 33
  补充激素找回一家幸福 ··········· 35
  更年期女性巧补激素要得法 ······· 39
  妇复春胶囊——好选择 ··········· 42
  女性巧食可补充雌激素 ··········· 45

第五章 青春再来:女性的第二次辉煌 ········· 48
  女性一生中性功能的变化 ··········· 49

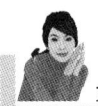

更年女性生殖器官的改变	52
更年女性性心理与性行为	54
春风又至:欢度第二次蜜月	58
更年期女性情浓不忘避孕	64

第六章 心理保健:女性更年防忧郁 70

妻子怀疑丈夫有了第三者	70
更年期女性怎样调适心理	74
更年期女性要警惕忧郁症	79
更年女性忧郁程度可自测	81
爱心丈夫巧帮妻子度更年期	88
老公,请和老婆说一说话	91
让妈妈享受第二个青春期	94
宝贝女儿安抚更年期妈妈	95
更年期妈妈与青春期女儿	99

第七章 发现疾病:更年期保重自己 105

更年女性常见病告警信号	106
发现癌症:健康需要主动	108
暴怒:高血压患者的大忌	116
冠心病:常见病中的首恶	117
先兆信号:糖尿病早知道	119
先兆症状:中风的报警器	120
骨质疏松:无声息的流行	121
退去更年女性潮热多轻松	123
更年期女性失眠该怎么办	125
治疗更年期妇女外阴瘙痒	128
更年女性功能性子宫出血	132
密切关注更年女性尿失禁	134

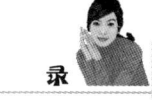

　　小问题,大学问 ……………………………………… 136

第八章　更年期女性饮食调养　141
　　健康必胜的老生常谈 …………………………………… 142
　　更年期女性饮食原则 …………………………………… 145
　　女性更年食物要选择 …………………………………… 148
　　你的食物是你的药物 …………………………………… 151
　　饮食吃出你的好睡眠 …………………………………… 154
　　更年期便秘饮食疗法 …………………………………… 156
　　更年女性食疗保健粥 …………………………………… 158

第九章　更年女性:身,能不老就不老　163
　　生活有节,起居有常 …………………………………… 163
　　每天花十二分钟健身 …………………………………… 166
　　更年妈妈家庭健身操 …………………………………… 166
　　走路是世界上最好的运动 ……………………………… 167
　　越动越快乐,越动越聪明 ……………………………… 168
　　更年女性跳舞跳出健康来 ……………………………… 171

第十章　更年期不代表美丽终结　174
　　更年美容挑战年龄极限 ………………………………… 175
　　早晚十分钟为美丽加油 ………………………………… 180
　　更年期女性护肤四部曲 ………………………………… 181
　　饰品佩戴显更年女个性 ………………………………… 183
　　更年期女性美容食疗方 ………………………………… 184

第一章　善解人意的她到了更年期

第一章
善解人意的她到了更年期

身边有同事经常抱怨,说他妈妈最近一段时间话特多,而且特别容易暴躁。"简直像老虎的屁股,摸不得。"同事摇摇头,叹了一口气,"唉,更年期了。"无奈之情溢于言表。

母爱是个永恒的话题,劳累了大半辈子的母亲们,该享受子女们的孝敬了。细心的孩子,你是否觉得迈入四五十岁的母亲近来情绪及身体状况与以前不同?她是否进入了更年期?

"老妈最近很躁,心绪不宁的,经常挑我刺,好几次气得我摔门而出。我怀疑她进入更年期了。但老爸说她可能因为单位里烦心的事情很多,所以脾气暴躁了些。"

一位少女说,"我想知道,更年期的这些症状是怎么引起的?总不能老莫名其妙和老妈吵嘴吧?"

小贴士:
女性更年期是众所周知的事情。其实,男性也有更年期。子女们关注妈妈的更年期时,也要关注爸爸的更年期。

女性更年期护理专家方案

妈妈最近暴躁、多疑

更年期是每个女性必然要经历的阶段。但各人的症状表现轻重不等，时间不一。轻的可以安然无恙，重的会影响工作和生活，甚至会发展成为更年期疾病。短则几个月，长的可持续几年。

这是一位高中女生说的一段话：

"我妈妈以前是个很开朗的人，记性很好。最近经常忘东忘西，明明手里拿着铲子，还到处找。做家务的时候也会忽然暴躁，情绪不稳定，动不动就数落我们。偶尔和我聊天，总说单位里谁和她过不去，谁在暗地里踩她。我说她多疑了，劝她放宽心，她就责备我胳膊肘往外拐。我现在很怕回家，生怕又惹她生气，可是不回去，她又经常打电话数落我。唉，真不知道该怎么办好。"

另一位女孩同样也遭遇了更年期妈妈带来的烦恼：

"要说我发现妈妈到了更年期还要从几件事说起。以前我放学回家，桌子上总是会有一杯香浓的咖啡，虽然这杯咖啡是妈妈防止我做作业时打瞌睡的，但是一年四季都能喝到妈妈煮的咖啡已经成了一种习惯。当然我也是为了青春期的女生共同的期望——减肥！

"我听说咖啡有减肥的作用，所以请求妈妈每天帮我煮一杯。可是突然有一天我发现咖啡不见了，就问妈妈怎么回事。谁知我这句话竟成了导火索，妈妈一下就急了，板着脸，面带不悦地说：'你都多大了，这些事情该自己做了，我还总伺候你啊？'我听后呆若木鸡地站在那里，这到底是怎么回事？爸爸坐在一旁一个劲儿地给我使眼色，趁妈妈洗澡时，他才告诉我，妈妈可能进入了更年期！更年期？我的天哪，听同桌的同学总是说数学老师提早进入更年期，难怪同学遇到不会的题请教她，她总是急赤白脸，弄

第一章 善解人意的她到了更年期

的我们不懂也要假装很明白!

"妈妈的脾气是越来越大,从咖啡事件到了衣服战役。有一件红色的吊带背心是朋友送我的,当时拿回家时,妈妈赞不绝口,我也一直舍不得穿。周末我翻出了那件衣服,准备穿着它和同学出游,谁知正当我孤芳自赏时,妈妈开口了:'你一个女孩子穿得那么艳丽干什么?万一碰上坏人怎么办?再说有点瘦,露着大肩膀,这不适合你,换一件再出去!'说罢,转身进了厨房。我看着镜子中一脸委屈的自己,真不知道说什么好,现在流行吊带,人家都穿我为什么不能穿!一气之下穿着就往外走。

"妈妈,你的更年期到底什么时候才能结束?我每每看到口服液的广告就想买来给您服用。您的脾气变的越来越暴躁,情绪越来越低沉,心情总是不太好,我所做的任何事情都不能使您满意,一点琐事您也要与我争论不休,那么我到底该怎样与更年期的妈妈相处呢?我也不知道。算了,还是去商场买口服液吧!"

> **贴心提醒:**
>
> 约75%的更年期妈妈会出现一系列的神经精神症状,如忧郁、情绪不稳、记忆力减退、注意力不集中……绝经后往往比绝经前更为明显。这些症状的产生和雌激素下降有关,同时也和受教育程度、个人精神状态和精神创伤史、经济情况等社会和心理因素密切相关,而其中最多见的症状便是多疑。有些女性年轻时并没有这种个性特点,但是在更年期却会逐渐出现,有时甚至严重到影响人际关系,成为一把"双刃剑"——让自己苦恼难过的同时,周围的人也难以理解和接受。

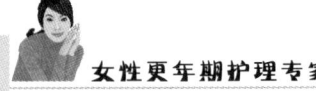
女性更年期护理专家方案

她的更年期来势汹汹

过去的经验告诉我们,许多更年期女性根本不了解更年期的生理变化,发生症状时也不知如何求助,甚至挂错科以致无法得到正确的诊断与治疗,导致被忽略或是遭到误解。因此,40多岁的妇女正确了解更年期变化是帮助自己的第一步。

46岁的晓倩是一家电子公司的经理,职业不错。平时,晓倩在公司中,属下人缘非常好,工作完成得相当出色,下班后还能把家整理得井井有条。

最近,晓倩的同事发现她变得和以前完全不同,常常无缘无故就发一阵脾气,使得整个办公室的气氛变得很差。秘书小花更觉得莫名其妙,晓倩常常坐在办公桌前发呆,并时常骂她为何把办公室的冷气偷偷关掉(实际上,冷气明明开着),这些都是以前从来没有的现象。

儿子和女儿也觉得妈妈好像变了一个人一样,以前像朋友一样的妈妈,现在则变得十分不可理喻,常常无理取闹。他们晚上不得已就借口到图书馆读书,或是和朋友有事,宁可晚一点回家。

对晓倩来说,她觉得最近什么事都不顺利,怀疑有人对她不满,故意整她,把冷气偷偷关掉;情绪也不稳定,无缘无故发脾气,全身常常会突然燥热不堪;也不知道在害怕些什么,有时心会突然跳得很快,好像会发生什么大事一样。晚上失眠无法入睡,白天没有精神,和老公、孩子的关系有点僵,总认为他们都在找她的别扭。

到医院做了全面的健康检查,医生说一切正常,是不是自己得了什么查不出来的绝症?

第一章 善解人意的她到了更年期

贴心提醒：

其实，晓倩是典型的更年期症状。

妇女在进入更年期时，卵巢分泌雌性激素的功能急剧下降，身体因为缺乏女性激素，会产生种种不适应的症状，比较常见的包括热潮红、心悸、盗汗、失眠等。热潮红的症状是身体无缘无故的一阵发热，好像身入火炉，这个过程只有一二分钟到四五分钟，然后身体开始盗汗，又冷得发抖。

心悸的症状常伴随热潮红而来，忽然之间心跳得很快，好像喘不过气来，有些人会以为自己得了心脏病，还有些人被诊断为"恐慌症"。除了这些症状以外，更年期症候群的患者，会因为这些不舒服的症状失眠、情绪不稳、头昏头痛、全身不舒服，整个人和家庭都受到很大的影响。

小贴士：妇女一生的十个阶段

1. 胎儿期：从卵子和精子结合成为一个新生命，到"十月分娩"止，一般280天。此时期在母体内进行，医学上把它与母亲妊娠的保健联系起来考虑，日渐受重视。

2. 新生儿期：胎儿出生后~28天，独立面对外界，需建立完善的呼吸功能，吸吮、消化和吸收养料来提供活动和生长所需的物质和热能。

3. 婴儿期：出生后28天~1岁。此期小儿主要的生理器官如心、肝、肺、肾等功能已初步分成，但大脑尚未完全成熟，免疫功能在缓慢完善中。

4. 幼儿期：1~3岁。小儿大脑急速发育，求知欲强，但还未具有保护自己的意识，易在与外界的接触中受伤或染病。

5. 学龄前期:3岁以后~7岁入学前,幼儿的身体发育较好,四肢活动能力较完善,女孩开始认识到自己的女性身份。

6. 儿童期:7~12岁,小学学习期,女孩在脑力和体力上和男孩区别不大,女孩子的一些第二性征,如乳房和阴毛等渐次出现,性别意识也常有所表露。

7. 青春期:12~18岁,女孩的性器官逐步发育成熟,开始具备生育功能,开始来月经。乳房、阴毛、腋毛、脂肪分布、声音和心理等都向成人型方向过渡。

在性激素的作用下,内外生殖器官发育增大,阴阜隆起,大阴唇变肥厚,小阴唇变大且有色素沉着;阴道的长度及宽度增加,阴道黏膜变厚,出现皱襞;子宫体增大,为宫颈长度的两倍;输卵管增粗。

8. 成人期:18岁以上,性器官已达到能担负生育职能的阶段,是一生中最精彩最具进取能力、为社会作出最大贡献的时期。

在此期间,身体各部分发育成熟,出现周期性的排卵及行经,并具有生育能力。受孕以后,身体各器官发生很大变化,生殖器官的改变尤为突出。

9. 更年期:大约在40~55岁之间,性腺功能开始衰退到完全终止。更年期内部分女性,由于卵巢功能衰退,植物神经功能调节受到影响,出现阵发性面部潮红、情绪易激动、心悸与失眠等症状,称"更年期综合征"。

10. 老年期:一般指妇女60岁以后。当人体的各种生理功能开始衰退,特别是性腺功能减退时,人的老年期就开始了,并持续到生命的终结。老年期,卵巢缩小变硬,表面光滑;子宫及宫颈萎缩;阴道逐渐缩小,穹窿变窄,黏膜变薄、无弹性;阴唇皮下脂肪减少,阴道上皮萎缩,糖原消失,分泌物减少,呈碱性,易感染发生老年性阴道炎。

第一章　善解人意的她到了更年期

丈夫心中苦恼谁人知

这是一个真实的事例：

我妻子得了一种怪病

"医生，我妻子得了一种怪病。"一位年长的男子扶着老伴走进心理咨询室时说。

只见病人焦急不安，不停地呻吟，但当医生询问病情时，两口子欲言又止。片刻后，男子才不好意思地说，他妻子已年近50，近半年来性欲却异常地强烈，每天都要求性交，满足了就平平静静；若不满足，就烦躁不安，像现在这个样子。

开始，他还可以勉强两三天满足她一次，但终归他也是五十多岁的人了，有些力不从心，最多一个星期才能缓过劲儿。妻子这几个月几乎每天都要这样发作几次。他开始以为她是胡闹，烦起来就打她，虽然当时有所收敛，但过后又是一样，后来他才想到妻子可能是得了病，便前来咨询。

医生进一步了解到，4年前，他与人合伙开了一家公司，忙里忙外每天要到深夜才能归家。妻子总是做好晚饭等他回家后才吃饭、洗澡、睡觉。一年前的一天，妻子外出办事，偶然看到丈夫的车子上坐着一个女人，她就气得瘫倒在地，伤心地痛哭了一个多小时。把妻子送回家后，他又回到了公司。他前脚进，妻子后脚就来，又哭又闹，非要拉他回家，当着众人的面出他的丑。每次外出，妻子送他到大门口，看着他走后，就在后面悄悄地跟着。没办法，他只好几乎与妻子形影不离，走到哪都带她到哪。

约半个小时后，病人慢慢地转为安静，此时看上去与常人没什么两样。医生又请她谈谈自己的感受。她告诉医生，自从丈夫开公司后，晚上总是很晚才回来。每到夜里，孤灯独影，备感寂

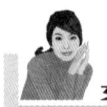

寞,心里总是烦躁不安,只想见到他,心里只有一个念头——跟着他。但她自己也不明白,这半年来为什么会出现这么重的"邪念",一把年纪了,讲起来都羞死人。她恳切地希望医生能帮她治好这个怪病。

经过体格检查,未发现什么异常后,又对病人做了其他一系列检验,结果也正常。在排除了甲状腺功能亢进、颅内占位性病变等器质性原因之后,医生确诊她是"更年期性欲亢进"。

贴心提醒:

人进入更年期后,性腺逐渐萎缩,性激素分泌减少,一般情况下会导致性欲下降。但人类的性欲,除了受生理功能的影响外,还受心理因素的支配。病例中,长期孤寂的妻子害怕别的女人夺走自己的丈夫,在潜意识中采取了一种更可靠的牵制丈夫的措施——频频的性交要求。因为她像一般人那样想,丈夫有外遇无非是性欲得不到满足。

俗话说"秤不离砣,公不离婆",老夫老妻更需要对方的关怀与陪伴,如一起劳作,一块赶集,闲时一起散步与闲谈。对过度的性要求,可以通过拥抱、亲吻、抚摸等非性交的方式给予补充性满足。同时,可服用小剂量的精神药物帮助消除强迫症状,并予以性激素补充治疗,帮助恢复体内内分泌激素的平衡。

第二章

人生转折点： 女性更年期

刚满43岁的李女士经过十几年的艰苦创业，打拼出了上千万的资产，可谓事业有成。然而，成功是以青春为代价的，事业的压力与付出使她衰老得如年过半百的老太太。高级化妆品、补品、时装、美容……都没能掩盖住她衰老的面容。当潮热、出汗、失眠、烦躁、月经不调等更年期症状困扰着她时，当她发现自己的身材日渐变形、皮肤松弛粗糙、皱纹急剧增多、乳房下垂变软时，她感悟到即使拥有再多的财富也无法挡住自己迅速衰老的脚步。

贴心提醒：

女性更年期的症状是生理变化和社会关系共同作用的结果。目前，这一时期的女性面临一些较大社会关系的变化，如就业难、下岗、离婚、父母疾病或死亡、子女独立等，从而造成巨大的精神压力，干扰了绝经期女性的生活、工作以及和他人的关系。自卑、闭塞、害怕人多，从而导致不喜欢参加公共活动，对家人容易发脾气。出现这些情况，如果得不到社会和家人的理解，很容易导致家庭矛盾，甚至危及女性的健康。

女性更年期护理专家方案

举例再现女性更年期

家庭一：

妻子：以前没打过孩子，因为我以前脾气特别好。可是这次不知是为什么，不由她解释我就给她打一顿。

丈夫：我晚上下班回来，我看孩子哭的，那眼睛说跟桃似的一点儿都不夸张，我是最看不得孩子哭，真是可怜。

孩子：我妈最近脾气变得特别暴，而且特别爱唠叨，跟以前一点儿都不一样。

妻子：差不多一年了，不知这火怎么来的。特爱出汗，偶尔"轰"一下，那脑袋特别大，那汗"呼"就流出来了。一阵一阵的倒不是经常，一阵要想起什么事来，"呼"一下子那汗就出来了，心就有点发慌。

家庭二：

丈夫：情人节了，我说我也时尚一次。去买了两个大糖葫芦。拿回来觉得挺牛气。我说咱也有"情人节"礼物。可是那天不知为什么她心里头不高兴。

妻子：当时我觉得吃不了这冰糖葫芦，就顺手给搁到冰箱冷冻层了，过两天再吃。当时他就对我这个做法特别不满，他说你看你这人，你爱吃你就吃，干吗非得冻起来？我拿出来这糖葫芦以后，"啪"就给扔地下了，而且简直就气不打一处来，觉着没法跟他过了。一窝火在我妈妈那儿住了一星期。

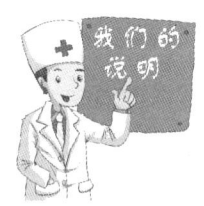

刚才两个家庭中的妻子，其实都到了更年期。更年期是一个医学名词，女性更年期又称围绝经期（简称绝经期），指的是女性排卵及月

第二章 人生转折点：女性更年期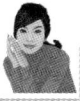

经停止前后的一段时期,即从生育期到老年期的过渡期。绝经期的年龄,因人而异,一般在 45～55 岁之间,平均年龄 49 岁。

更年期是女性生命周期的一个特定时期,是由更年前期向衰老过渡的时期,是从卵巢功能开始衰退到完全停止的过渡阶段,也就是卵巢功能退化导致生育能力停止的老化过程,此阶段被称为女性一生之中的"多事之秋"。

更年期的出现,意味着老年期即将开始。当女性进入更年期后,随着卵巢的逐渐萎缩,卵巢功能严重减退,卵巢分泌的雌激素量也大大下降。此时,女性经常出现潮热出汗、失眠多梦、烦躁易怒、心悸胸闷、四肢无力、腰酸背痛、头晕头痛、神经衰弱、记忆减退、月经不调、月经量少、闭经、性功能减退、性欲低下、阴道干涩、性交疼痛、外阴搔痒、尿急尿频等更年期症状。除此之外,还容易引发高血压、冠心病、脑血栓、糖尿病、乳腺癌、子宫内膜癌、卵巢癌等重大疾病。所以,这一时期,又被称为"重大疾病高发期"。

贴心提醒：

1. 更年期的到来是不可避免的,是每一位妇女的必经之路。但消除更年期症状,保护卵巢功能,推迟绝经期,延缓衰老并安全度过更年期是现代的科学可以做到的。

2. 更年期给我们的生活确实带来了很多的影响。现在人们的寿命在不断延长,如果说一位女性四十多岁进入更年期的话,那就意味着她可能还有一半的人生路要走。因此,能不能平稳顺利地度过更年期,直接影响着她们后半生的生活质量。

3. 更年期症状,若不及时预防及治疗,将会引发更加严重的更年期综合征及其他疾病。

小贴士:更年期是怎样分期的?

更年期最突出的表现是绝经,绝经是女性一生中的最后一次月经。以绝经为分界,将更年期分为以下几个时期:

1. 绝经前期:从青春期到绝经。女性在绝经之前就已存在卵巢功能逐步衰退,据调查,平均4~5年,最长8年,称为绝经前期。

2. 绝经过渡期:从绝经前的一段时期到绝经。

3. 绝经后期:从绝经到生命终止。虽然绝经是更年期的明确标志,但它只是更年期中的一个时程碑,并不包括更年期的全部过程。

4. 更年期:指绝经过渡期加绝经1年这段时期。国际上称之为"围绝经期"。

青春期	40岁	最后一次月经	绝经后1年	生命终止
☆	☆	☆	☆	☆
绝 经 前 期			绝 经 后 期	
	更年期(围绝经期)			
	过 渡 期			

警惕女性隐性更年期

病例一

林女士,36岁,在一家外企上班,工作很忙。最近体重节节攀升,总觉得身心疲惫、烦躁失眠,皮肤变得干燥、头发枯黄,月经紊乱,有时候很厌烦工作。吃了很多保健品,好像都没什么作用。

病例二

A女士,38岁。早晨或者半夜醒来,浑身上下都是湿漉漉的;有时候跟人讲话讲了一半,忽然就觉得有一股热气在身体里涌动,想说

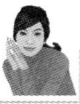

第二章 人生转折点：女性更年期

什么都忘了。为了控制几乎十多分钟就要来一次的潮热，A女士一年四季都是一把蒲扇不离手。夏天还罢了，冬天大家看A女士的眼神都怪怪的。有些到A女士办公室公干的人，临出门还要回头不解地看她一眼。A女士心里不好受，但真要让她不拿扇子似乎更难受。

病例三

更年期专科门诊室外的长椅上坐满了候诊的病人，其中一位30岁出头的女性引起了人们的注意。素不相识的热心病友忍不住提醒她："姑娘，这儿是更年期门诊，你是不是排错队了？"这位女士苦笑着说："我是来看更年期的。"

终于轮到她就诊了，她那娇好的面容、匀称的身段，令护士也感到意外。

这位女士叙述说，她原来一直很规律的月经已经有一年多不再来潮。现在，她每天被一阵阵莫名其妙的潮热弄得窘迫万分，脾气也比以前急躁，性生活时阴道干涩疼痛，常常令夫妻生活不欢而散。多年来一直温柔体贴的丈夫有时埋怨她："你究竟怎么啦？"

她苦恼极了。一天，她无意中翻看报纸，"潮热、烦躁、性生活障碍……是更年期的典型症状"这段话吸引了她的目光。

"简直是在说我！"她心里咯噔一下，"莫非我已到了更年期？"她带着疑问来到了诊室。

体检、化验结果证实她患上了卵巢早衰，体内雌激素少得可怜。

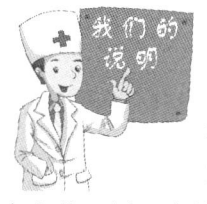

这个病例其实就是更年期症状，只是发生在不到40岁的女性中，医学上称为隐性更年期现象。日前，在30～40岁的白领女性中，27%存在着不同程度的隐性更年期现象。

隐性更年期是指女性在真正更年期出现以前，以植物神经

（自主神经）系统功能紊乱为主的生理阶段。这些女性常常自诉身心疲惫、体重攀升、烦躁失眠、皮肤干燥、头发枯黄、月经紊乱等，有时还会厌倦工作。还有的潮热出汗，潮热出汗是女性更年期的典型症状。

临床统计发现，知识层次越高、性格越内向、生活条件越优裕的女性，更年期往往开始得越早，症状也越明显。尤其是性格较封闭或生活较富裕的女性，往往对生活的要求更高，想得越多，心理上的阴影越会影响到内分泌的变化。

贴心提醒：

1. 许多女性在经历更年期时，对于自身表现出的症状存在误解，其中只有31%的女性直接去妇科就诊，而其余近70%的女性则习惯去内科和泌尿外科、骨科等其他科室。专家提醒，女性更年期症状很复杂，一些非妇科医生对更年期综合征的认识有限，应尽量去妇科就诊。

2. 职业女性从35岁起，就应该注意体内性激素的平衡，预防更年期症状。生活要有规律，按时作息，劳逸结合，适当进行体育锻炼，保持精神愉快。

3. 以下几个方面的原因可能会导致女性卵巢功能过早衰退，而使更年期提前：

（1）长期口服或外用雌激素类避孕药物。

（2）长期营养不良，患有贫血和出现过于消瘦等症状。

（3）长期精神忧郁。

（4）长期的工作压力和劳累过度。

（5）长期没有性生活。

第二章 人生转折点：女性更年期

小贴士：定期地进行全身检查

1. 定期进行全身检查,50岁以上的妇女应每半年做一次检查。
2. 适当服用钙片或食用含钙丰富的食物。
3. 经常运动。运动是保持心脏、骨骼及肺部健康的最佳方法。
4. 把停经症状如实告诉医生,医生会指导你如何应对。
5. 戒掉烟酒、咖啡及含咖啡因的食品。
6. 莫让自己超重,但也不能太瘦。瘦削的女性停经症状较为严重。
7. 每天抽些时间松弛神经,有效地舒缓身体。
8. 进食营养丰富的食品,同时少吃含脂量高的食品,如猪油、牛油、奶油、雪糕等。
9. 不妨替自己找些新事情来做,如参加义务工作等,使生活更加充实。
10. 对人生要抱着积极态度,不沮丧,不消极。

月经信息预示更年期

不少四十多岁的女性,会发现自己的月经开始变少或者变得不正常起来,月经期由原来的五六天变成了两三天,甚至更少。能否就此判断是更年期提早到来了呢？

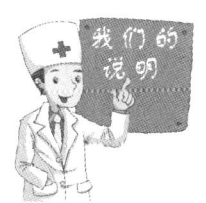

月经改变是妇女进入更年期的重要标志之一,70%的妇女进入更年期后会发生月经紊乱。很多40岁以上的女性,月经从规律变为不规律,月经周期延长或缩短,到最后月经停止称绝经。其间部分

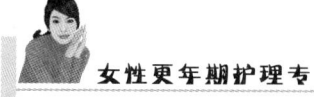

妇女经量减少或经期缩短,部分妇女经量增多、经期延长,这种情况说明她正处于更年期到来之前的阶段。

妇女更年期最明显的标志就是绝经或几个月才来一次月经,而且月经量通常很少。

更年期妇女的月经紊乱主要表现在以下几个方面:

1. 稀发月经:大多数妇女的月经周期的间隔时间越来越长,月经量可由正常或以前的量变得越来越少,每次月经出血的时间逐渐缩短,变为不规则,月经慢慢停止来潮。

2. 月经周期紊乱:少数妇女可出现月经过多,周期从正常变为不定期的,或出血的天数延长,或变为淋漓不断的出血,或持续性阴道出血,甚至发生阴道大出血,引起失血性休克,发生继发性贫血,面色蜡黄,全身乏力,心慌气短,严重者血红蛋白可降至4~5克,有的反复出血,一般经过1~2年,慢慢月经即可完全停止。

3. 突然绝经:极少数妇女过去月经周期一直正常,月经突然停止,以后不再恢复,也有的仅有几次月经量减少,以后突然停止。

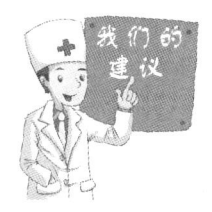

1. 40岁后,女性如果出现月经紊乱或感到不适,最好找医生检查。45岁到55岁之间的女性出现月经量少,但周期规律、无其他不适的情况属于正常情况,可以简单判断更年期即将到来。

2. 对于月经开始减少或者刚刚出现绝经的女性来说,并不等于卵巢已经不再排卵,所以避孕工作依然重要,一定不能忽视。

3. 女性更年期到来的时候,若出现潮热、出汗、眩晕、疲劳等多种不适的情况,要及时到医院找妇科大夫咨询或治疗。

第二章 人生转折点：女性更年期

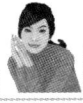

贴心提醒：

1. 如果某位妇女在 45 岁之前就绝经了，就可以认定她的更年期提前了。

2. 40 岁以前或者 55 岁以后出现绝经情况，都不是很好的现象，一定要到医院检查、鉴别，排除器质性病变之后方可放心。

小贴士：警惕异常闭经

40 多岁的女性，出现间断性闭经，一个月几次或几个月一次，说明卵巢已经开始萎缩，雌激素分泌严重下降。如同时出现潮热出汗、烦躁易怒、头晕头痛、心悸胸闷、血压不稳、失眠多梦、阴道干涩、性功能低下等症状，建议及时修复卵巢，以防进一步恶化。

女性在 50 岁以上，间断性闭经超过 1 年，说明已经进入更年期，卵巢已经严重萎缩，停止分泌雌激素，出现盗汗、脾气暴躁、失眠加重、外阴萎缩、性交困难、老年性阴道炎、尿道炎等症，建议尽快服用药物治疗。

女性更年期预测指标

妈妈最近动不动就把"更年期"挂在嘴边，说自己老了，遭人厌了。我很想知道怎么来预测更年期？有没有什么可参照的指标？

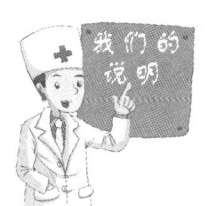

你可通过下述指标预测更年期：

1. 家族遗传预测

由于进入更年期的年龄与遗传因素有一

定关系,所以,祖母、母亲、同胞姐姐出现更年期的年龄可以作为孙女、女儿、妹妹进入更年期年龄的预测指标。

可信度:60%。

2. 从初潮年龄预测

多数人观察确认,月经初潮年龄与更年期年龄是负相关,即初潮年龄越早,更年期(绝经)年龄越晚;相反,初潮年龄越晚,更年期年龄则越早。

可信度:70%。

3. 月经紊乱现象

月经紊乱为最终绝经前的主要表现形式。月经改变的表现大致分为三种类型:

(1)月经间隔时间长,行经时间短,经量减少,然后慢慢停经。

(2)月经不规则,有人行经时间长,经量多,甚至表现为阴道大出血。也有人表现为淋漓不断,然后逐渐减少直至停经。

(3)突然停经。

可信度:100%。

绝经是进入更年期的重要指标之一。

4. 更年期的先兆

妇女进入更年期之前一般都有某些症状。如平时月经较准,经前也无特殊不适,而突然在某次月经前发生乳房胀痛、情绪不稳定、失眠多梦、头痛、腹胀、肢体浮肿等经前期紧张症候群。另外,出现烦躁、焦虑、多疑等情绪精神方面的改变,也是步入更年期的先兆。

贴心提醒:

通过以上预测方法和自己身心的具体感受,大多数妇女可以知道自己是否已进入了更年期。

第二章 人生转折点:女性更年期

小贴士:更年期女性在人生里程中所面临的问题

1. 快速衰老:青春不在,面部皱纹增加。
2. 基础代谢率下降:肥胖及肥胖症候群。
3. 钙质快速流失:骨质疏松症、退化性关节炎。
4. 低密度胆固醇上升:脑中风、冠状动脉疾病。
5. 癌症的恐惧:乳腺癌、子宫内膜癌、结肠癌……
6. 心慌易怒:自律神经失调症候群。

测测你是否变老了

在下列问题中,你认为符合你实际情况的,请打上"√":

编号	问题	选择	
		是(1分)	没有(0分)
1	你是否已经不大容易结交朋友了		
2	你是否认为年轻的一代日趋衰败,毫无希望了		
3	你是否总是谈起过去的好日子		
4	你是否对一些琐碎的小事存有偏见		
5	你是否发觉自己日渐自私		
6	你是否感叹人生没有意思了		
7	你的东西,是否谁也不能动		
8	你是否觉得手脚有些不听使唤		
9	当你下棋时,是否觉得力不从心		
10	你是否对加入保健协会很感兴趣,也很积极		
11	你是否高昂着头走路,以适应你的老花镜		
12	听到水龙头的滴嗒声,你是否总想去解小便		
13	你知道得很多,但是否没人来向你请教		
14	你关灯时想到的,是否只是节约电费		

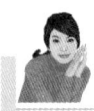

续表

编号	问题	是 (1分)	没有 (0分)
15	你是否不再期盼过下一个生日		
16	你是否今天才记起,昨天是你的结婚纪念日		
17	登楼梯时,你是否一步只能登一级		
18	为了看清报纸的小标题,你是否不得不把报纸拿得远远的		
19	上街时,人们是否都会给你让路		
20	当你用手碰到雪时,你是否感到冷得受不了		
21	用餐时,你是否埋怨肉没煮熟		
22	你喝酒时,是否觉得酒里好像掺了水,没有以前那么有劲		
23	面对儿孙,你是否常告诫他们车子不要骑得太快,有了病应马上去看医生		
24	你是否常常叮嘱儿孙们多穿衣服,以防感冒		
25	在家中,你是否极力反对家人开窗户		
总分			

结果判定:

总 分	评 析
5分以下	证明你还年富力强,比较年轻
6~9分	证明你年富力不强,要开始锻炼和保养
10~17分	证明你正在逐渐变老,要加强锻炼和保养,以延缓衰老的过程
18分以上	证明你已经变老了

第三章

走近女性更年期综合征

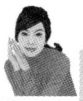

我们女性体内有一对性腺器官——卵巢,它不仅负责女性排卵、来月经、生儿育女,还分泌雌激素、孕激素,来维持女性的性器官、性机能。同时,女性体内有400多个部位的细胞都存在着雌激素的受体,这些受体从十二三岁来月经开始接受雌激素刺激,所以年轻时女性身体健康、思维敏捷、办事果断、无忧无愁、皮肤光洁靓丽……展示着女性健康之美。但是,卵巢里卵的数量是有限的,一生中大概可排出400~450个卵。当卵巢里的卵排净时,女性不单丧失了生育能力,出现绝经,而且全身400多个部位的细胞中的受体因接受不到雌激素刺激而出现功能性紊乱,产生各种各样的症状(统称为更年期综合征症候群,简称更年期综合征)。这些症状既可以预防,也可以治疗。补充雌激素可以从根本上改善更年期的症状,预防骨质疏松、心脑血管疾病。

在更年期,大多数妇女均有程度不同的更年期综合征表现,仅有10%~15%的女性症状较严重,影响正常的生活与工作。有关资料表明,我国女性平均绝经年龄48.2岁,约75%的更年期女性会出现一系列的神经精神症状。潮热占28.6%,出汗占27%,34%的妇女伴出现心悸,37%的妇女伴有失眠,27%的妇女

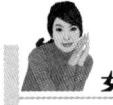

有胸闷、胸痛,并常误解为"心绞痛"。

贴心提醒:

更年期是指卵巢功能开始减退直到功能完全停止的一段时期。而更年期综合征是指妇女在围绝经期或其后,因卵巢功能逐渐衰退或丧失,以致雌激素水平下降所引起的以植物神经功能紊乱代谢障碍为主的一系列症候群。

1. 并非每个更年期妇女必然有更年期症状;
2. 有更年期症状者不等于就是更年期综合征;
3. 更年期症状不会一直延续下去或始终伴随着整个更年期。

大多数妇女不必为此过多烦恼,更多的人症状会自然缓解,只是少数人需要作特殊治疗。

更年期女性的身体信号

妇女更年期是卵巢功能逐渐衰退到最后消失的一段时期。在此期间,最突出的征象是月经发生变化,停止来潮。绝经的年龄因人而异,一般在45~55岁之间。部分妇女在绝经前后出现一些因雌激素减少引起的症状,称为更年期综合征。看下面的例子:

我已年近50岁,月经间期延长,月经也在减少。不知什么原因,我现在像变了一个人,情绪很烦躁,容易发脾气,常为鸡毛蒜皮的小事与人发生冲突。事后自己也感到太过火,曾暗下决心要改变,但事到临头又控制不住。平日总忧心忡忡,事事焦虑不安。家人外出,怕他们惨遭车祸;刮风下雨为菜少难买担忧;有点感冒咳嗽,疑虑会转变成重病绝症;即使无事,也常坐立不安,手足无措,惶惶不可终日,以致上班不能专心致志工作,在家也不能平静地生活。

第三章 走近女性更年期综合征

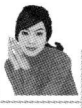

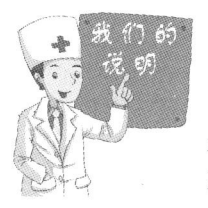

更年期综合征的症状可归纳为两类：一类是与生理变化有关的症状，另一类属于精神心理症状。

更年期综合征的症状

系统分类		临床表现
生理症状	心脑血管	潮热出汗、心慌气短、胸闷不适、心律不齐、眩晕耳鸣、眼花头痛、高血脂、血压波动
	泌尿生殖	月经紊乱（血量增多或减少、周期缩短或延长）、阴道干涩、性交疼痛、性欲减退、外阴瘙痒、阴道炎、外阴白斑、尿失禁、尿道炎、膀胱炎、应力性尿失禁（憋不住尿）、乳房萎缩
	骨骼肌肉	骨质疏松、肌肉酸胀痛、关节足跟疼、颈背疼、乏力、抽筋、驼背、身高变矮、关节变形、易骨折、指甲变脆
	皮肤黏膜	皮肤干燥、瘙痒、弹性减退、光泽消失、皱纹增多、老年斑、眼睛干涩、口腔溃疡、口干、皮肤感觉异常（麻木、针刺、蚁爬感）、浮肿、脱发
	消化及其他	恶心、咽部异物感、嗳气（打嗝）、胃胀、腹胀、便秘、腹泻、甲亢、甲低、更年期肥胖
精神心理症状	神经精神	情绪波动、性格改变、烦躁易怒、消沉忧郁、多疑、焦虑恐惧、记忆力减退、注意力不集中、思维和言语分离、失眠，甚至轻生

更年期最明显的症状，也是最早出现的症状是潮热、出汗和心慌，这是血管舒张和收缩失调的一系列表现。潮热是颇具特征

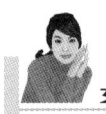

的,常是不自觉的突然出现潮热感,随之出汗,皮肤有轻度刺激或轻度寒冷感。每次持续数秒至数分钟不等,有人偶尔发作一次,有的可1天发作数十次。这一症状少则一年半载,多则四五年自行消失。

其次是植物神经系统功能失调的症状,如疲乏、注意力不集中、忧郁、紧张、情绪不稳、易激动、失眠、多疑、健忘、肢体感觉异常、头晕、耳鸣等。

晚期症状如骨关节痛、骨质疏松症、冠心病、高血压病、动脉硬化症、各种代谢及营养病,以及泌尿和生殖系统不适的症状,这些症状常持续到老年期,或加重,或引起其他合并症,影响到老年人的健康和生命,要给予充分注意。

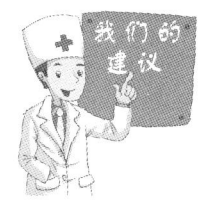

1. 日常工作中要注意劳逸结合,生活作息要有规律。饮食、睡眠、工作、学习、体育、活动要安排得合理有次序。饮食上选择易于消化、营养丰富的食物,少吃动物脂肪,多吃蔬菜;适当进行身体锻炼,以增强体质,保证健康。

2. 要有坚强的意志,注意自我调节,保持情绪稳定。出现情绪变化时,家人、社会要给予理解和关心。

3. 如果更年期综合征的症状十分明显,可针对不同症状,遵从医嘱服用一些药物。更年期不可滥用雌激素,一定要在医生指导下服用。谷维素对植物神经功能有良好作用,可以服用。

4. 定期进行妇科检查,注意外阴部清洁。继续落实好避孕措施。

5. 更年期要警惕以下疾病:功能性子宫出血、心血管病、阴道炎、尿道炎、骨质疏松症等病。

第三章 走近女性更年期综合征

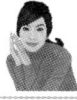

> **贴心提醒**
> 1. 女性更年期综合征最有特征的是潮热,也称植物神经系统功能失调或血管收缩不稳定症状。
> 2. 更年期常出现的一些症状,它们既不是器质性疾病,也不是不可克服的或一旦出现就永久存在的病理状态。有的症状较重,有的则症状很轻,也有部分人无任何症状。虽然多数人有一些生活和行为的改变,通过自我调节、适应,都能顺利安全地度过更年期。

卵巢衰老状况自我判定

花儿为什么这样红

卵巢是女性的"青春动力",具有分泌雌激素、孕激素的功能,是女性分泌激素的唯一器官。

十四五岁,当一个女孩成长为一个少女的时候,她青春的"引擎"——卵巢就开始"发动"了。卵巢的发育,分泌出雌性激素,滋养着所有属于女性的美丽都苏醒过来。娇俏的脸庞,乌黑的头发,玲珑的曲线,细腻的皮肤,浑身上下散发着青春女性的新鲜与芬芳,女性也从此开始了生命中最多姿多彩的时光。

在女性生命力最旺盛的时期,卵巢会分泌出大量的雌孕激素,滋润着女人艳丽如花,光洁似玉,丰盈靓丽,光彩照人。所以有人说,30岁的女人最迷人、最优雅、最有韵味和情致,对异性也最有魅惑力。因为这一阶段的卵巢最饱满最健康,青春的"动力"最强劲。

35岁开始,女性便走过生命的颠峰,随着年龄的增长,工作的消耗,生儿育女的烦劳,昔日水灵的美人儿眼见着日日衰落。皮肤干涩,眼生皱纹,头发脱落,腰酸背痛,精力不济,失眠烦躁,乳房下垂,臃肿肥胖,对丈夫既无魅力也无兴趣……这些都提示女性,人生已步入青春渐逝的"预警期"。

卵巢的萎缩、雌激素分泌水平的下降使女性丧失了"青春动力",也丧失了做女人的魅力。除去容貌的变化,各种疾病也乘虚而入。潮热虚汗,神经衰弱,脾气暴躁,夫妻生活淡漠,同事关系紧张。

对女性来说,卵巢功能退化是必然要发生的,不同的是发生的时间早晚而已。卵巢功能退化和雌激素减少是女性衰老最根本的原因。所以说,卵巢的青春就是女性的青春,卵巢的凋零也让女性步入凋零。

因此,女性在30岁以后就应该注意自己身体的各种变化,有意识地滋养卵巢和补充植物雌激素,平衡调理,防止衰老现象过早发生。如果你30岁时对卵巢进行科学护理,就可以推迟绝经期10年以上,多做10年快乐的女人;对于那些已经绝经的女性,只要时间在2年以内,对卵巢进行科学合理护理,就可以修复它的功能,让青春引擎重新启动,神采飞扬地盛开在生命中的第二个春天。

卵巢衰老状况的判定:

下列症状有助于你判定卵巢衰老的程度:

症状	衰老程度的判断
失眠多梦	
烦躁易怒	
忧郁疑心	
潮热出汗	1. 出现2~3项症状,说明你的卵巢功能有可能退化,雌激素水平开始下降,应引起重视并及时调理
胸闷心慌	
疲乏易困	
月经紊乱	
性欲低下	

第三章　走近女性更年期综合征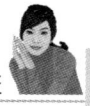

续表

性交疼痛	
妇科病频繁	
乳房下垂	2.出现4～6项症状,说明你的卵巢开始萎缩了,雌激素难以维持身体所需,可能已经有了更年期前期或更年期症状
乳腺增生	
脸色晦暗、长斑	
皮肤松弛	3.出现6项以上症状,说明你的卵巢可能已严重萎缩,雌激素分泌严重不足,可能已有严重的更年期症状
皱纹增多	
血压升高	
便秘	

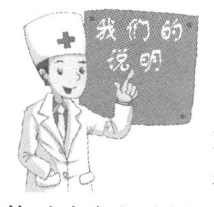

　　衰老是一个自然的生理过程,30岁以后的女性要及早为延缓衰老做好准备,注意适时滋养卵巢和补充植物雌激素,以免严重伤害到身体时才病急乱投医。

　　卵巢早衰的治疗,主要通过适当补充外源性的雌激素、孕激素来弥补卵巢功能的不足,延缓病理过程。一般采用周期性激素替代治疗方案,即以28天为一个治疗周期,第1～21天每天服用低剂量天然雌激素,并在第12～21天加用天然孕酮,然后停药7天,让月经来潮。这种模拟女性正常月经周期的方法,可让卵巢慢慢恢复其原有的功能。

　　采取卵巢早衰的激素替代治疗,要持之以恒,并在医生的指导下,不断调整药物的种类、剂量、配伍方法以及用药途径。另外,还需要定期体检,一般1～2年体检1次。

　　有的女性采用这种治疗方法后,说"我又找回了做女人的感觉。"

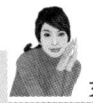

贴心提醒：

卵巢早衰最早的表现是停经，这也是走向绝经的开始。一些有了孩子的女性，认为绝经后每个月少了许多麻烦，性生活时也不再担心怀孕。这是无知和有害的想法，因为卵巢不仅仅是为女性提供生殖功能的器官，它所分泌的雌激素、孕激素还直接或间接地支持全身多系统的生理功能。

当人体雌激素、孕激素缺乏时，新陈代谢发生紊乱，尤其是骨代谢失衡，造成钙流失加速，不仅使女性面临骨质疏松的危险，还增加了患心血管疾病的风险。雌激素、孕激素缺乏影响到自主神经系统功能时，女性还可出现全身潮热、出汗、情绪不稳定（更年期综合征的表现），严重的可发展成抑郁症。有的女性也可以出现皮肤黏膜缺乏弹性、乳腺萎缩等女性特征提前退化的症状。

所以，卵巢早衰女性要及时就医，一旦确诊要积极配合医生坚持正规治疗，即使不能恢复卵巢的正常功能，也要把上述种种不利影响降到最低的程度。

小贴士：莫误认更年期综合征

更年期综合征有很多症状，有些症状也可能是身体其他器质性疾病的表现，必须仔细鉴别，以免延误治疗。

1. 高血压病

有些女性在更年期血压会升高，但主要是收缩压升高，舒张压变化不大。一天中血压波动较大，睡眠后血压往往降到正常范围，常伴有潮热、多汗等，眼底和心电图检查无变化。而高血压病的血压往往呈持续性升高，舒张压和收缩压都超过正常水平，且常伴有头晕、心悸等症状，心、脑、肾等器官有不同程度的损害。

第三章 走近女性更年期综合征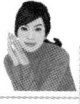

2. 冠心病

在更年期,由于植物神经功能紊乱,使血管舒缩功能失调,会出现心前区疼痛,呈持续性钝痛,舌下含服硝酸甘油无效。而冠心病的心绞痛在胸骨下段或心前区,疼痛呈压榨性或窒息性,并向左臂放射,舌下含服硝酸甘油后可缓解,发病与情绪活动、体力活动有关。

3. 食管癌

更年期的妇女常感咽喉部有异物,咽之不下,吐之不出,但不影响吞咽,各项检查正常。食管癌的吞咽困难是渐进性的,患者同时有进行性消瘦。食管钡餐 X 线检查、食管拉网检查可发现病理改变。

4. 宫颈癌和子宫肌瘤

女性更年期综合征多发生于绝经前期,此时月经会发生紊乱。而此时也正是宫颈癌和子宫肌瘤的高发年龄。因此,要定期做妇科检查,必要时做宫颈刮片活检和子宫内膜活检。月经异常者,应及时去医院就诊,明确诊断。

女性自我评估更年程度

对女性而言,谈虎色变的是更年期的逼近。它标志着女性生理的大转变,也是女性衰老的重要生理指标。

当女性面临更年期这道槛时,意味着将从风韵犹存的少妇转变为体弱多病的老妇。在巨大的反差下,女性不仅要承受躯体的生理巨变,还要承担心理上的大落差。望着镜中自己松弛的皮肤、干枯的脸庞,只能顾影自怜。特别是第二性特征丧失的隐痛,折磨着精神与肉体。

更年期是女性生命演化过程中的必然规律,在人类还没能攻克"衰老"这个难题时,控制衰老,延缓青春期,才能推迟更年期的到来。

因此,女性正确评估更年期状况,就能有针对性地采取措施,减缓衰老。

自我评估更年程度

症状	加权系数	无(0分)	轻(1分)	中(2分)	重(3分)	分值
潮热出汗	4	无	<3次/日	3~9次/日	≥10次/日	
失眠	2	无	偶尔	经常用安眠药有效	影响工作生活	
烦躁易怒	2	无	偶尔	能经常克制	不能经常克制	
忧郁多疑	1	无	偶尔	经常能克制	失去生活信念	
性交困难	1	无	偶尔	性交痛	性欲丧失	
关节肌痛	1	无	偶尔	不经常影响功能	功能障碍	
眩晕	1	无	偶尔	不经常影响生活	影响日常生活	
乏力	1	无	偶尔	上四楼困难	影响日常生活	
头痛	1	无	偶尔	能经常忍受	需治疗	
皮肤感觉异常	2	无	偶尔	能经常忍受	需治疗	
泌尿系统症状	2	无	偶尔	>3次/年	>1次/月	
心悸	1	无	偶尔	不经常影响生活	需治疗	
总 分						

结果计算:

第三章　走近女性更年期综合征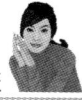

症状分 = 症状评分 × 症状加权系数
总分 = 所有症状分之和
结果判定：

总分	分级
<20 分	轻度
20~35 分	中度
>35 分	重度

小贴士：

也有人采用下面的表格来评估女性更年期状况：

评价标准	
无	无此症状,0 分
轻微	虽有此症状,但不太在意,1 分
中等	出现此症状,并感到痛苦,2 分
严重	症状强烈,且妨碍日常生活,3 分

自觉症状	无(0 分)	轻微(1 分)	中等(2 分)	严重(3 分)
热潮红或容易流汗				
晕眩(头晕眼花)				
性欲减退(冷感)				
上气不接下气				
手脚麻痹(感觉迟钝)				
心悸				
失眠或浅眠				
情绪起伏不定(神经质)				
焦躁不安,容易发脾气(烦躁)				

续表

自觉症状	无(0分)	轻微(1分)	中等(2分)	严重(3分)
忧郁或觉得没人爱(失落感)				
容易疲劳(无力感)				
背痛或肩痛				
关节痛				
头痛				
食欲不振、便秘或腹泻				
颜面毛发增加				
皮肤异常干燥或搔痒				
行房时感到疼痛				
阴道干涩				
频尿或尿道烧灼感				
总分				

结果判定:

总分如果超过15分,极可能存在更年期障碍,需要及时就医处理。

第四章　雌激素缔造女性盛衰一生

第四章

雌激素缔造
　女性盛衰一生

　　雌激素是女性一生中最重要的激素，主导着女性的性别特征和生育功能，也奠定了女性健康的基础。

　　女人的身体犹如一座舞台，不断上演"准备延续生命"的戏码，全靠雌激素（女性激素）在背后主导。从初经到停经，将近40年的岁月里，雌激素主导了女性月经周期。雌激素由女性卵巢产生，不但影响生育，还作用于身体的各个系统，是女性健康的基础。

　　大多数女人并不认识雌激素，只有在发生问题时（月经迟迟不来、经期拖得太长等），才会想到它们。事实上，它们不只影响女人的生育功能，也与健康息息相关。

> **贴心提醒：**
> 　　女人一生中只能成熟排卵400多个，这个数量在出生前就确定，出生后就不再增加了。女性从青春期开始，每月排卵一个。女性在排卵时，卵巢要分泌一种女性激素——雌激素。卵排光了，月经就没有了，也就不再分泌雌激素了，这时人便到了更年期。
> 　　雌激素水平过高或过低对女性身体都没有好处。

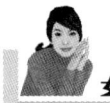

女人之所以是女人,是因为雌激素是决定女性第二性征的唯一物质。女性不同年龄段,有不同的雌激素水平。女性10岁左右,卵巢开始发育,第二性征形成;18岁以后是雌激素分泌的高峰期,此时的女孩洋溢着青春飞扬的气息;30岁是女性雌激素由高向低的转折点,女性会出现皮肤干燥、晦暗、松弛、眼袋;35~45岁雌激素急剧减少,只有青春期的1/4,出现潮热、心悸、失眠、健忘、易怒等更年期症状,导致夫妻不合,生活无味;绝经后,卵巢功能完全衰竭,雌激素长期缺乏会出现骨质疏松、心血管疾病,严重影响老年生活的健康。所以说,雌激素是缔造女性一生健康与魅力的唯一因素。

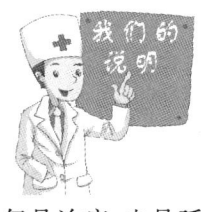

生老病死是人类不可抗拒的法则。我们可以做的只能是延缓生命的长度和改善生命质量,即延年益寿。给一些妇女补充激素,不仅是治疗,也是延缓器官和功能老化的措施之一。

"花无百日红",女性40岁左右,卵巢功能衰退,体内雌激素分泌水平降低,许多女性组织器官也随之发生退化性变化,导致女性生理和心理健康受到极大影响。所有的女性都想抓住青春的尾巴,都想让自己"虽老而看起来不老"。除了要养成良好的生活规律及卫生习惯外,及时补充雌激素是最好的办法。

补充雌激素的必要性和好处有:

1. 缓解和消除绝经症状,提高生活质量:补充雌激素可改善潮红、出汗、焦虑、忧郁、失眠等症状,对于反复发作的泌尿系感染、阴道干涩、性生活不适也会很快得到好转。这些症状有时靠其他药物是难以奏效的,雌激素的补充则有立竿见影之功。

第四章 雌激素缔造女性盛衰一生

2.防治骨质疏松症,减少骨折的发生:雌激素缺乏影响骨质矿化,而骨量低,犹如糠萝卜,容易发生骨质疏松。而消瘦、摄钙不足、少运动等,又增加了骨质疏松症的危险。

3.预防动脉硬化,减少心脑血管疾患:补充雌激素可使冠心病发生危险下降35%~45%。高血压、高脂异常、吸烟、运动少则是增加动脉硬化和冠心病的不利因素,应与雌激素补充同时考虑。

4.防治老年性痴呆,维持好"脑筋":阿尔茨海默病俗称老年性痴呆症。轻则情绪改变,记忆减退,思维迟缓或混乱,语言差错等;重则记忆丧失,失语失认,定向理解及计算判断碍和痴呆等。应用雌激素有明显预防和改善"阿病"的效果。

> **贴心提醒:**
> 1.性激素的补充必须在医师指导下使用,才能正确而安全。
> 2.补充雌激素可以使你"虽老而看起来不老"。

补充激素找回一家幸福

雌激素是女性生长发育、维持正常月经周期和性功能的主要性激素,还有塑造女性曲线美与性格、促使皮肤柔嫩润滑、富于弹性等功能。妇女更年期后,由于卵巢分泌雌激素的功能下降,血液中雌激素水平低落,使机体逐渐衰老,如出现肌肉松弛、皮肤干枯萎缩起皱纹、情绪急躁、抑郁淡漠、猜疑多虑、心悸等症状。补充一些雌激素,可以改善更年期症状。

一个实例:

郑女士,42岁,原本有一个非常幸福美满的家庭。丈夫是一个大学教授,女儿已经上中学,学习成绩很好。近年来,不知为什么她经常和丈夫争吵,下班回家看到家里没人做饭或没有打扫卫生就大发脾气,认为丈夫不关心家庭,不关心她(其实过去遇到这种事,她会主动去做,丈夫也来帮她)。丈夫认为她变得不可理喻。她认为丈夫嫌她老了,不再像从前那样爱她了。

每次争吵,双方都争执不下,只好痛苦地离婚。离婚后,女方自己带着孩子过。她认为离了婚就没有了争吵,谁知她脾气更坏了,不仅在单位和同事发生了矛盾,回到家看到孩子学习成绩下降,又对孩子发脾气。后来,她认为自己心理上出了问题,就去咨询心理医生。心理医生了解了她的情况后,让她去看妇科医生,医生给她做了仔细的检查后,告诉她,这是体内雌激素水平下降所表现出来的典型更年期先期症状,让她补充雌激素,以减轻症状。

3个月后,她的经期恢复正常,皮肤变得红润,人也开始平和了。静下心来仔细想想这几年的变化,完全是由于自己生理上的问题才使家庭成了现在这个状况,因此她决定与前夫长谈一次。在他们谈过之后,双方都认为不是由于感情的问题,而是由于女方生理上变化引起的争吵。丈夫也承认自己没有了解妻子变化的真正原因,没能很好地关心妻子,才使家庭解体,也给孩子造成了巨大的心理压力。于是,双方决定复婚。

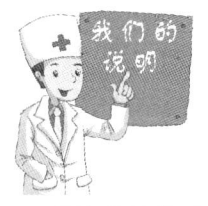

激素替代疗法或激素补充疗法(HRT)就是通过补充性激素来改善更年期症状。

1. 激素替代疗法的主要适应证

(1)绝经期症状严重影响正常生活;

(2)心血管运动功能不稳定

第四章 雌激素缔造女性盛衰一生

(3)反复发作、经久不愈的阴道炎、尿道炎、膀胱炎、张力性尿失禁等;

(4)神经、精神症状;

(5)绝经后发生骨质疏松、高脂血症明显的;

(6)夫妻双方性生活上有需要者。

2.激素替代疗法的禁忌证

(1)曾经患有乳癌及子宫内膜癌患者;

(2)已知或怀疑罹患与雌激素有关的恶性肿瘤者(包括子宫内膜癌、子宫内膜增生);

(3)已知或怀疑已怀孕者;

(4)未经诊断的生殖道不正常出血者;

(5)罹患或曾罹患静脉血栓性栓塞(如深层静脉栓塞、肺栓塞);

(6)罹患或最近罹患动脉血栓性栓塞疾病(如中风、心肌梗死);

(7)患有肝脏功能不全或疾病者(当肝功能无法回复正常者)。

3.激素替代疗法的好处

(1)减缓或完全消除潮红、盗汗、失眠、心悸等症状;

(2)降低黄斑性视网膜退化的发生率,并可以改善眼睛干涩症状;

(3)预防阴道萎缩、干涩,避免性交疼痛的困扰;

(4)预防尿道萎缩,尿失禁及预防尿道感染;

(5)增加股骨密度5.5%、椎骨密度10.6%,并降低骨折危险性达50%~60%;

(6)降低60%心脏血管疾病的死亡率;

(7)降低50%~60%罹患老年痴呆的危险性;

(8)降低结肠癌的危险性达40%~50%。

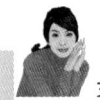

贴心提醒：
1. 雌激素替代疗法可从绝经过渡期开始,越早越好。
2. 多数更年期妇女,特别是经过检查表明卵巢功能仍属正常者,可暂不使用激素替代治疗;一部分有症状者,可以考虑使用激素替代治疗。
3. 年轻或尚未达绝经期的妇女,因疾病或其他原因切除卵巢和子宫的,若无禁忌证,术后应长期坚持补充雌激素。
4. 补充雌激素必须在医生指导下进行。

小贴士：外源性雌激素可防止或减少阴道和外阴萎缩带来的不适症状

1. 外源性雌激素可防止或减少阴道和外阴萎缩带来的不适症状,预防并缓解泌尿道更年期症状,维持子宫和阴道的支持组织处于较正常的张力,从而避免子宫、阴道壁、尿道下垂,尿失禁、性生活困难、外阴干燥、痒痛的出现或加重,大大改善更年期妇女日常生活的质量。

2. 雌激素在控制潮热、出汗症状方面效力之大、速度之快是最令人感到满意的。往往在用药3~5次,甚至1~2次后即可明显好转,表现为次数减少,程度减轻以至可以承受,特别睡眠不受干扰,而头晕、头痛、心悸等症状亦因之减少或消失。

许多人短期服药后,整个精神面貌改变,像换了一个人,自觉轻松愉快,充满活力,不再疲倦厌烦,悲观失望,与人的交往也恢复到正常的和睦相处了。

3. 雌激素对皮肤也有良好的作用,因为它能刺激皮肤的胶原合成。缺乏胶原蛋白的皮肤会变薄、起皱。服用雌激素能将皮肤维持在接近更年期前的水平,不出现老年改变的外貌,并避免发生许多老年人易出现的皮肤病,如老年性瘙痒、湿疹等。

此外,服用雌激素后,皮肤的血液循环改善,皮脂腺和毛发的改变也随之减轻。

第四章 雌激素缔造女性盛衰一生

更年期女性巧补激素要得法

女性更年期是人生的一个特殊阶段。最引人注意的标志是绝经,由于卵巢功能减退、雌激素分泌减少引起一系列生理变化。为缓解此种症状,应根据不同个体性激素缺乏的具体情况和临床表现进行生理性补充。

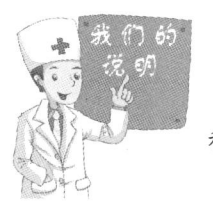

激素补充包括雌激素、孕激素和雄激素3种,主要是雌激素。性激素的用药模式主要有:

1. 单用雌激素

适合于已切除子宫,不需要保护子宫内膜的女性。因为雌激素可以使子宫肌瘤增大、内膜增厚或病变,如患子宫肌瘤或其他肿瘤,子宫已被切除,这时不用顾虑性激素对子宫及其内膜的影响。若有子宫,则应监视子宫大小及内膜厚度以及出血等症状。

常用的有天然雌激素,可连续应用即每日都用,或周期性使用即每月停用4~6日。

2. 单用孕激素

用于接近绝经又未绝经者,即处于所谓绝经过渡期者,可改善卵巢功能衰退过程中伴随的症状。

天然孕激素有黄体酮,为油剂,可注射用。长期应用不方便,故常用的为合成孕激素即安宫黄体酮,比较接近天然孕酮。周期使用,每日2~6毫克,每月停用几天。如果绝经后症状较重,可连续服用,每月2~6毫克。

长期应用激素,需注意检查乳房和肝功能。

3. 合用雌孕激素

是最常应用的用药模式,适于有完整子宫者。合用雌孕激素

可以保护子宫内膜,避免过度生长。有三种应用形式:

(1)每月1~25天用雌激素,第16~25天加用孕激素(共10天),第25~30天或31天停药,停药后有阴道出血。这个方法需每月计算用药时间。

(2)连续应用雌激素不间断,每月加用孕激素10~14天。

(3)连续应用雌孕激素不间断,但孕激素剂量减半。

前两种方案适于年龄较轻、绝经早期或愿意有周期性出血的女性。第三方案适用于年龄较大或不愿意有周期性出血的女性。

4.合用雌、雄激素

适用于乏力严重,或患骨质疏松症的女性。应用雄激素的目的在于促进蛋白质的合成,增加肌肉力量、增加骨密度。

5.合用雌、孕、雄激素

适用于有完整子宫并需加用雄激素者。连续长期服用,应注意监测体重、阴道出血、肝功能变化等。

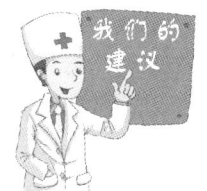

激素补充必须在医生指导和监测下进行。

1.剂量

剂量的确定要因人而异,由医生决定。应根据个人年龄、绝经状态(是未绝经或已绝经)、激素水平、症状轻重、骨密度,并结合其他与激素有关的疾病和问题等统筹考虑,来制订用药方案。

2.何时开始用药

一般人应该在绝经以后即开始,但现今有人主张从绝经过渡期就开始。

3.何时停药

尚无定论,一般至少需用5~10年,在严密随诊监护下,甚至可以应用终生。

第四章 雌激素缔造女性盛衰一生

4. 检查

女性不管有没有服用激素,最好定期(如1年1次)到妇产科做以下检查:

(1)乳房的检查(配合乳房摄影及超声波):以早期发现女性日渐增多的乳癌;

(2)子宫颈涂片检查:以早期发现子宫颈疾病,避免子宫颈癌(妇女最常发生的癌症)的发生;

(3)妇科超声波检查:以早期发现子宫及卵巢的疾病;

(4)骨质密度的检查:如有骨质疏松,除了激素外,必须同时服用钙片及维生素D;

(5)其他:如血脂、血清雌二醇、肝肾功能、身高、体重、血压等。

贴心提醒:

1. 对轻型更年期综合征,一般不需药物治疗。对症状较重者,可加用一些药物治疗,如出现头痛、头晕、忧虑、失眠等症状时,可服用安定2.5~5毫克,每日2~3次;眠尔通100~400毫克,每日2~3次。亦可服用谷维素10~20毫克,每日3次,此外还可服用维生素B_6、复合维生素B、维生素E和维生素A等。

2. 激素补充应与其他药物、饮食相结合。钙的补充很重要,每日钙的摄入应在800毫克左右。老年女性,可服用钙剂,或多吃奶制品。500克牛奶中含钙200~250毫克,每日2杯,不失为良策,晚间饮用最佳。蔬菜、水果不可少。

小贴士:要科学慎用激素

1. 激素不是万能的,它不是消除更年期症状的灵丹妙药。

2. 激素补充应该在医生的指导和监测下进行,这样才能保证其有效性和安全性。

3. 在某种意义上说,激素补充是"在医生带领下,跟着感觉走"——所谓"感觉"就是自己的感受、症状;所谓"带领"就是指导和监测。

4. 在激素补充过程中,要警惕子宫出血及乳房异常现象——不要等到问题出现后,再补救,而是要定期检查。

5. 激素补充是走较长的"路",它通向健康,而不是重返青春。它能舒展你生命的活力,但并非都是平坦的。

妇复春胶囊——好选择

药品通用名:醋酸甲羟孕酮复合胶囊。

主要成分:每粒含雌激素(0.625 微克)、孕激素(0.25 毫克)、维生素 A、维生素 D、维生素 E、钙等。

作用与用途:为 40 岁以上的妇女补充体内必需的雌激素、孕激素、钙和维生素等。用于治疗妇女更年期综合征及子宫、卵巢切除术后(非恶性肿瘤)及其他原因导致的激素水平下降。预防心脑血管疾病、骨质疏松、骨折、性器官性功能衰退、皮肤老化及老年性痴呆。

适应证:

1. 更年期综合征患者。

2. 先天性卵巢功能发育不良及卵巢功能早衰者。

3. 子宫、卵巢良性肿瘤切除术后。

4. 预防心脑血管疾病、骨质疏松、骨折、皮肤老化、性功能衰退及老年性痴呆。

禁忌证：

1. 卵巢、乳腺、子宫恶性肿瘤患者。
2. 尚未绝经的子宫内膜异位症患者。
3. 不明原因的阴道出血。
4. 尚未绝经的子宫肌瘤患者。
5. 急性血栓性疾病。

服用方法：

1. 45岁以前，轻度更年期综合征者，月经第五天开始，隔日1次，一次1粒，每月共服10粒；中、重度更年期综合征者，月经第五天开始，每天1次，每次1粒，每月共服20天，待下月月经来潮的第五天再重复服用。

2. 45岁以后，轻度更年期综合征者，每天1次，每次1粒；中、重度更年期综合征者，每天1次，每次2粒。未绝经的妇女，月经第五天开始，每月服用20天。

3. 50岁以后的妇女出现更年期症状，每天1次，每次2粒。3个月一疗程，症状完全消失后再继续服用3个月，然后改为维持量，每天1次，每次1粒。未绝经妇女，月经第五天开始，每月服用20天。

4. 绝经10年以上或60岁以上的妇女，第一月为适应量，每天1次，每次1粒，如症状改善，可继续服用；如效果不明显，第二个月改为治疗量，每天1次，每次2粒，3个月为一疗程，症状消失后再改为每天1次，每次1粒。

5. 重症更年期综合征者，应在医生指导下，适当增加剂量。

6. 没有任何更年期症状可以不服药，如为预防也不宜过早服用，一般要在45岁以后，每月月经第五天开始，隔日1次，每次1粒，每月共10粒，作为预防用药。

7. 曾用过单纯雌激素的患者改用妇复春胶囊，已闭经的应先做B超测子宫内膜厚度，超过0.5公分应先服安宫黄体酮(6~10毫克×10天)撤退出血。如增生严重者应刮宫后做病理检查，排除子宫内膜癌后,再用此药。未绝经的在月经第五天改服妇复春胶囊即可。

8.更年期症状消失后,为预防心脑血管疾病、骨质疏松、骨折、皮肤老化、老年性痴呆及改善性功能等,可在医生指导下长期服用。

注意事项:

1.最佳服药时间为早8时前,饭前饭后均可,严重失眠的患者可在晚饭后半小时内服用。严重失眠或有精神症状者,可加服六味地黄丸15天。

2.绝经5年以内的妇女约有1%的人,由于末次月经内膜脱落不彻底,尚有残留的子宫内膜,使用妇复春的最初3个月会有少量阴道出血。如遇此情况应停药,血干净后再服药,有条件的可先做B超测子宫内膜厚度,超过0.5厘米的先清宫(服安宫黄体酮每日6~10毫克,连服7~10日)撤退出血后再服药。

3.单纯乳腺增生不影响服药,但应定期乳腺检查;如出现乳房胀疼,适当减量。

4.如当天忘记服药,不需补服,第二天继续服药也不需加量。

5.已绝经妇女服药有阴道出血时应停药,如血量较大,去医院妇科检查原因。未绝经的更年期妇女月经经血干净后再继续服。第五天开始服药,每月只服20天。

6.更年期妇女应在医生指导下及时并坚持服用。

小贴士:更年期谨慎用药

1.如果你的更年期症状比较明显,需要及时就医,不要随便抓药吃。

2.现在市场上有很多针对更年期女性服用的口服液和营养液,它们当中的成分比较复杂、并不明确。更年期女性根据症状不同,需要补充雌激素的量是不相同的,建议最好还是到医生那里进行治疗。若是必须要经过激素替代疗法的话,药物的剂量要控制在最低有效范围之内。

第四章 雌激素缔造女性盛衰一生

女性巧食可补充雌激素

植物雌激素具有合成雌激素同样的功能,它能降低心血管病、骨质疏松症及更年期综合征的发病率,同时还具有抗肿瘤作用。

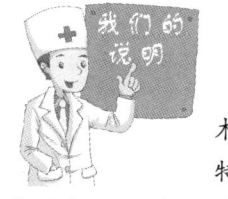

植物雌激素主要有两种类型:即异黄酮和木脂素。异黄酮主要存在于豆类、水果和蔬菜,特别是富含于大豆及豆制品中。木脂素主要存在于扁豆、谷类、小麦和黑米以及茴香、葵花子、洋葱等食物中。

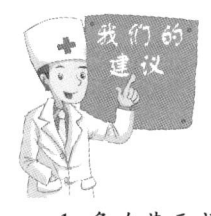

专家建议,更年期女性及老年人多吃富含植物雌激素的食品,可补充体内雌激素的不足。

1.多吃黄豆或是黄豆制品

大豆含有天然植物性雌激素,效用明显,不像直接服用雌激素会产生副作用。女性应该从年轻时就特别重视大豆类食物的补充。进入30岁之后,每天应该保证一杯浓豆浆。因为大豆对雌激素的补充不可能立即体现出来,所以,大豆的补充应该及早开始。

2.自制饮品补充雌激素

更年期的症状出现时,用当归煎水,每天10克左右当茶一样饮用,可以明显地改变雌激素减少带来的症状。另外用山楂、蒲公英和生姜泡茶,在进入40岁时开始饮用,也可自然地补充雌激素。

3.服用或涂抹新鲜蜂王浆

进入更年前期的女性,应该每天服用10克左右的蜂王浆来补充雌激素。

蜂王浆有保湿的作用,每天可在成分简单的护肤品中加入黄豆大小的蜂王浆,拍打涂抹在脸上,不仅补充了雌激素,还起到了驻颜的作用。

4.服用蜂胶

蜂胶含有丰富的营养素与活性物质,能增强细胞的活性,促进组织再生,抗菌消炎,修复病变损伤的组织器官及其功能,还能促进内分泌活动,调节植物神经机能。蜂胶能使妇女更年期症状减轻或消失,还能改善性功能。

5.留意延缓皮肤衰老的食物

瘦肉、蛋类、鱼类、牛奶、大豆制品等蛋白类食物,可促进皮下肌肉丰满而富有弹性。

芝麻油、麦胚油、花生油、莴苣叶富含维生素E,维生素E可以防止皮下脂肪氧化,增强组织细胞的活力,能使皮肤光滑而富有弹性。

6.其他

胡萝卜、玉米、大麦、芝麻、樱桃、燕麦、紫花苜蓿、稻米、菜豆苗、苹果、椰果、甘草、人参、当归等都含有自然激素,有助于调整与补充人体激素的分泌,有益于改善更年期症状。

贴心提醒:

1.适量多吃黑木耳和白木耳、燕窝、百合、莲子、枸杞子、桑椹、甲鱼、鸭肉、淡菜、蚌肉、乌贼鱼、阿胶、枣、核桃、荔枝、桂圆等。

2.少吃辣椒、花椒、丁香、茴香、胡椒、芥末、榨菜、葱蒜等刺激性食物。

3.多吃萝卜、西红柿、大白菜、芹菜等蔬菜。

小贴士:地黄丸类中成药治女性更年期综合征

地黄丸可提高更年期患者体内雌激素水平,改善机体内分泌功能及机体的内环境,促进雌激素在大脑内转化为神经递质——儿茶酚雌激素而实现其调节作用,改善、消除各种临床症状。同时,地黄丸类中成药还可促进机体对钙的吸收,防止骨质疏松;可升高高密度脂蛋白/低密度脂蛋白比值,降低动脉粥样硬化和冠心病的发病率,让更年期女性平稳走过人生之秋!

地黄丸类中成药有六味地黄丸、杞菊地黄丸、知柏地黄丸。其他常用中成药有五子衍宗丸、金匮肾气丸、天王补心丹、更年安胶囊等。

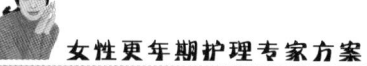

第五章

青春再来：
女性的第二次辉煌

年龄对性行为的影响很大，在不同的年龄阶段，性功能和性反应的激烈程度和质量有相当大的差异。年龄对性活动周期有着迥然不同的影响，而人类其他所有功能如学习能力、体力、身体调节能力等的年龄影响则无明显的性别差异。比如男子的性反应和性能力在性成熟后的17~20岁迅速达到他们一生中的高峰期，随后逐渐稳定地减弱；而女子在性成熟后的性反应和性能力缓慢增强，直到35~40岁才达到性的高峰，随后以比男子更为缓慢的速度减弱。但性需求从来不会消失，在高龄男子和女子中还能观察到性高潮的发生。

> **贴心提醒**
> 更年期妇女阴道内不如年轻女性湿润，生殖器的敏感程度降低。性高潮出现时，阴道和子宫的收缩次数减少，力度也减弱了，但仍可以有性高潮。更年期女性会有更多的性趣，以及性快感和达到性高潮的能力。

第五章 青春再来：女性的第二次辉煌

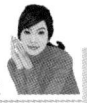

> 男性也存在更年期，但不如女性更年期明显，主要表现在体力的逐渐衰退以及性交次数的逐渐减少。男性的变化主要表现在：
> 1. 激起性欲时间较长。
> 2. 射精方式有所改变。
> 3. 射精之后，勃起的阴茎马上松软。

女性一生中性功能的变化

了解女性一生中性功能的变化，对丈夫正确认识妻子的性能力有非常大的帮助，从而正确处理出现在性行为中的一些问题。

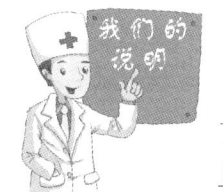

女孩子像男孩子一样，在童年早期就经历了遍及全身的性乐趣。她们同样具有手淫，而且远比成年女子更容易经历性高潮。如果条件允许，她们也喜欢进行性游戏，如"过家家"、"当新娘"、"扮医生护士"。但性功能发展模式的性别差异首先开始出现在青春期。

在青春期，女孩子同样经历身体的急剧变化及对性的突然兴趣。女孩子的青春期发动平均比男孩子早 2 年，但一般来说女孩子的性唤醒较迟，她们更专注于精神上的恋爱，往往沉溺于对某个青春偶像的单恋或愿意吸引男孩子的注意。她们的性兴趣较少集中在肉体方面，高潮迫切感显然不如男青年强烈。她们之中发生手淫的人只及男孩子的 1/3～1/2。

男女初次性交的经历也不同，男子往往表现得笨拙、害羞，很

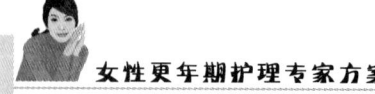

快就射精,但他们总能获得性高潮。女性的初次性交则往往令人失望,不仅没有性高潮,甚至没有丝毫的阴道快感。

在20多岁的已婚生活早期,女性的性交频率较高,这可能主要是年轻丈夫的强烈性欲所激起的。但这一时期的女性常常会因丈夫的速战速决及过高频率要求而苦恼。

一般情况下,女性在35~50岁达到她们性反应的高潮期。这一时期也正是女性发生婚外恋的高峰期,阴道润滑频繁发生,多次性高潮经常出现。许多女性说她们对性的兴趣比早年时更浓厚,但这往往不是生理因素决定的,更可能是心理压抑感的障碍一扫而光,不再故作矜持的缘故。由于男子早已走下坡路,所以这一时期是性生活的不协调阶段。多年来,这些女性已有一定的对性自主的程度,学会向她们的丈夫要求一种容易使她们唤起、但又不会像以前那样曾令她们感到羞涩和恐惧的刺激。

更年期女性的性功能差异很大。排卵功能的突然停止,血液循环中雌激素和孕激素水平的突然下降,这些变化使许多(但绝对不是所有)女性出现沮丧、易激动、易怒等情绪波动。这种变化就像一小部分女性在每月的"小更年期"(即血循环中雌激素和孕激素暂时下降的经前期4天和经期4天共8天阶段)中所经历的那种情感危机或"紧张"一样。在这8天中精神病、暴力犯罪事件、事故及发病率均明显增长。女性性甾体激素的撤退对性欲的影响也是一成不变的。显然,如果一个女子感到沮丧、易怒时,她是不会对性感兴趣的。与此相反,也有许多女性却觉得在更年期的性欲增强,从物质基础上说,这是女性体内的雌激素(对女性性激素起重要作用)不再受雌激素的排斥。此外,这一时期的性功能还受包括心理因素等在内的许多因素的综合影响。但是,如果中年丈夫因沮丧、不安全感等回避性生活时,愤怒的女性将视为自己肉体吸引力的减退,她也同样回避性生活,结果她

第五章 青春再来：女性的第二次辉煌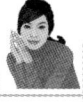

也和丈夫一样经受这种挫折感和冷落感的痛苦。

50岁以后女性的性反应同样因人而有显著差异。她们的性表达往往取决于其性需要和丈夫的影响，一位有正常性交机会的女性一般能保持她的性反应性，缺乏这种机会则会明显下降。

65岁以后，她们的性兴趣开始下降，但仍可以寻找和对性机会作出反应。这一时期中，她们的手淫或与男人一起的性活动并非少见，性梦也是常有的事。这时女性阴道润滑的发生趋于缓慢，高潮期阴道高潮阵挛性收缩的激烈程度、次数减少，与此同时，她们对性感觉的强烈程度也减弱。与男性明显不同的是女性到老年后仍可保持多次高潮的能力。许多妇女在50～60岁后便停止性交，这种性禁忌的出现不是生理因素所决定的，而主要是受社会和心理的影响，特别是她们的性观念的影响。当老年妇女丧偶之后，她们往往不会主动另寻伴侣，除非她们异常主动，对生活无忧无虑。研究表明70岁左右的妇女中仍有1/4的人手淫。

贴心提醒：

对女性性行为来讲，学习过程似乎是一个非常重要的因素，而对于男子来讲则不是那么重要。

只要身体健康，心理健康、社会适应能力健康，一对夫妇可以在他们的一生中尽情享受性快乐。老年人的大多数性问题是他们对年龄带来的正常生物学变化的不良心理反应的结果，而不是她们爱情或吸引力变化的结果。这样，她们就能正确对待并探索性技巧上的更新，以增进配偶间亲呢的关系和性满足的程度。

小贴士：发现伟哥，疑夫"偷吃"，妻患忧郁症

一对50多岁的夫妻，因为妻子感觉疲倦又毫无"性"趣，所以很少过夫妻生活。

一天，妻子竟然在丈夫身上找到"伟哥"，于是怀疑丈夫在外头"偷吃"！妻子当时非常激愤，非常沮丧，立即质问丈夫，但丈夫极力否认，坚持"伟哥"只是朋友给自己"试用"的。

妻子听了之后，对丈夫的话半信半疑，但又无法证明他有外遇，整天在家里想了又想，结果患上了更年期忧郁症！

妻子得了忧郁症，对性更失去了兴趣，两人原本已经很糟糕的性生活，因此"每况愈下"。

性方面出现问题，夫妻俩的日常关系也大受影响，开始很少沟通，距离也越来越远。

夫妻为了挽救婚姻，决定寻求医生的帮助。心理医生告诉这对夫妻，健康的性生活对任何一对夫妻都很重要，而不只是年轻夫妻。心理医生建议这对夫妻，对彼此不要有太大的期望，一切顺其自然，先从沟通开始，谈谈彼此的感情，之后才慢慢恢复性生活。

更年女性生殖器官的改变

更年女性体内雌激素水平逐渐下降，生殖器官逐渐产生一系列与青春期变化反向的改变。有些变化女性本身往往难以察觉。

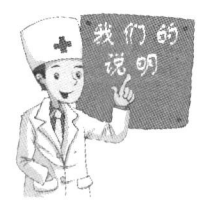

1. 卵巢

绝经过渡期妇女卵巢内常有发育程度不同的卵泡，但可能无黄体。

绝经后妇女的卵巢逐渐萎缩，体积减小至育龄妇女的1/3～1/2，

第五章　青春再来：女性的第二次辉煌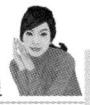

表面褶皱不平,质地变硬,成为一团纤维组织。卵巢内已见不到卵泡,或者仅剩个别退化或不发育的卵泡。卵巢内间质细胞却可有增生,这些细胞仍有分泌雄激素的功能。因此,绝经后妇女卵巢分泌雄激素量仅较育龄妇女略微减少。换言之,绝经后妇女体内雄激素/雌激素的比值增高,临床上常可见到面部出现多毛。

2. 子宫

绝经过渡期妇女虽有月经,但已停止排卵,子宫内膜长期接受单一的雌激素刺激,缺乏孕激素的对抗作用,易出现内膜增生。绝经后妇女体内雌激素水平低落,子宫逐渐萎缩,重量减轻,如果原来有肌瘤存在,此时其体积逐渐缩小,子宫内膜亦逐渐萎缩变薄。但是一旦有机会重新接触雌激素和孕激素时,仍然可引起增殖、增生或分泌改变,仍然可有子宫出血。有时子宫内膜可有局部区域的增生形成息肉,它与萎缩的子宫内膜可同时并存,这可以是绝经后妇女再次阴道流血的原因。此外,子宫颈亦可萎缩,分泌物减少,颈管可变短变窄甚至堵塞。如果宫腔内有感染时,可引起宫腔积脓。

3. 阴道

在更年期,由于雌激素水平较低,阴道黏膜上皮逐渐变薄、褶皱,弹性日益消失,阴道缩窄变短,分泌物减少,在性唤起阶段阴道润滑作用减低。阴道弹性减低和润滑差,两者之一或两者同时存在均可以造成妇女性交疼痛。

另外,由于雌激素的缺乏,引起阴道酸度减低,使阴道更易受感染,发生阴道炎,也会造成性交疼痛。这些因绝经带来的问题,可以采用补救办法如雌激素替代疗法和使用人工润滑剂来解决,因此,在更年期或绝经期妇女发生的身体改变不妨碍性交,也不会使性欲下降。

4. 外阴

外阴的萎缩性改变出现较晚。可表现为大小阴唇皮下脂肪减少,真皮及黏膜变薄,血管弹性纤维退化,腺体分泌减少,外阴干皱,阴道口缩窄。

5. 其他

妇女的生殖器官是借助盆腔内许多韧带的牵引及盆底肌肉筋膜而维持在正常的位置。绝经后由于雌激素低落,盆底肌肉和盆腔韧带及结缔组织的张力与弹性下降,盆底变得松弛,可能会出现子宫下垂、膀胱膨出、直肠膨出等现象。

贴心提醒:

1. 更年期或绝经期妇女发生的身体改变不妨碍性交,也不会使性欲下降。相反,有些妇女认为绝经后性交更欢乐,对妊娠的畏惧再也不会抑制她们的性兴奋了。

2. 更年期或绝经期妇女要注意身体保健,心胸开阔,有病及时就医。

更年女性性心理与性行为

步入更年期的女性,对性事常会抱这样的态度:都老夫老妻了,性生活自然是可有可无;月经不来了,没有了生育能力,性欲也就随之下降了……其实,这是对更年期性问题的片面认识。女性更年期主要是指卵巢功能从旺盛走向衰退的过渡时期,性生活对于更年期女性是必要的,它有利于维护身心健康。

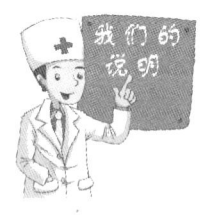

1. 绝经只是反映卵巢功能减退,并不明显影响女性的性体验和性表达。事实证明,一个在绝经前一直保持有规律性生活的女性,绝经

第五章 青春再来：女性的第二次辉煌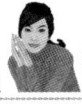

后仍可保持良好的性适应，甚至60岁以后仍如此。而且，部分女性意识到自己即将进入绝经期或已绝经后，由于不再担心怀孕的问题，可能会出现性欲增强。

2. 对于性生理的反应方面，停经女性对于兴奋期的性器官反应会降低，例如，黏液减少，阴蒂勃起减少等，但对于高潮时的感受却不会明显改变，可以充分享受性爱的快感。

女性对于性的感受，终其一生，并不会明显改变，而且雌性激素的补充疗法，对于性生活更扮演了重要的角色，对于那些非手术引起的停经女性，少量的睾酮补充，对于性欲的促进则有些帮助。

3. 更年期女性常出现躯体形态的改变，如肥胖、不灵活、苍老、失去往日的娇姿和魅力，这样就会使女性在丈夫面前发生自卑心理，认为自己失去对丈夫的吸引，导致在性生活方面被动应付，而不主动地唤起性欲。在夫妻生活中，如果一方总是被动配合，势必影响性生活的和谐，达不到性的高潮，长此以往会发生性兴趣缺乏和性冷淡。

4. 进入更年期以后，女性常见的性心理异常有：

（1）性淡漠：表现为对性产生淡漠之感。认为年岁已大，此时如再有性生活就是"老不正经"、"没出息"，在思想上自我抑制了性兴奋，而造成性淡漠，久而久之可以造成性的心理性损伤及性功能的废用性衰退。

（2）性厌烦：这部分人往往与身体状况不佳、情绪不愉快或是在性的实践过程中缺乏创新和探索有关，这些人在既往的性生活中往往不能获得更多的性乐趣，到更年期性功能本身已有减退的表现，因而对性生活更失去了兴趣甚至产生反感。

（3）性的心理性损伤：人在更年期丧偶，孤独寂寞，想找个老伴欢度晚年，又唯恐受到社会舆论和子女的反对，于是整日心情沉闷、寡言少语，对周围的一切事物都感到不顺心，尤其是见到青年男女相亲相爱的情景，触景生情造成心理上的损伤，久而久之，性功能也受到了损伤。

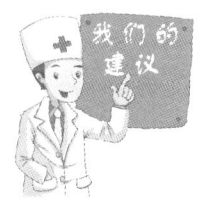

女性到了更年期,生理、心理上会出现一些改变,要获得满意的性生活,必须付出更多的努力,对性生活进行再次"学习"和调适。

1.要了解生理改变,做好性保健。可在不强求"性交"的情况下,通过依偎、拥抱、保持肉体亲密接触满足双方对性的要求,加强感情交流。

2.性生活时,可尝试在阴道口涂些润滑剂,如避孕软膏、人体润滑剂等,以改善阴道口和阴道的干涩状态。性交动作应缓慢、温柔,并通过性前嬉戏,激起性兴奋。

上了年纪的女性经一夜休息后,清晨可表现出较强的性活动能力,不妨把性生活安排在清晨进行。少数女性性生活确有困难,可在医生指导下服用雌激素,以补充机体的内分泌功能之不足。

3.情绪变化大时,应积极自我调适。更年期妇女难免出现情绪上的波动,有时甚至是反常情绪。在这种情况下,一方面需要的是家人,尤其是丈夫的安慰和鼓励;另一方面女性对自己出现的变化,不要回避、压抑、拒绝性生活,这不仅违反人的本能需求,还会加剧孤独感。

4.房事时间不一定要在睡前,白天行房也未尝不可。性交体位宜就个人身体状况,选择最舒适的体位。丈夫若有性方面的障碍,也要诉求医师的协助,以解决生理上的问题。

5.性交时,要采取避孕措施。虽然卵巢功能不断衰退,更年期妇女生育功能也随之下降,但仍可能有不规则排卵,还会有意外妊娠的可能。

第五章 青春再来：女性的第二次辉煌

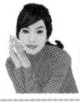

贴心提醒：
性功能是每个人的生理本能，更年期及老年期的性心理及性接触，已不再是为了生育，而是为了双方感情上的交流，这种特有的精神需要不会随年龄的增长而消失。

1. 更年期之后，若能维持一定频率的性生活（每周1次），可以避免生殖道的萎缩，降低更年期症候群发生的机会。

2. 长期性抑制和无满足的性生活会使中年妇女出现厌倦性生活的现象。

3. 丈夫要理解与体谅妻子。如果丈夫勉强要求进行性生活，不但不会获得性快乐，还可能会增加妻子的反感，使性欲进一步下降，从而给老年期的性生活带来阴影。

小贴士：丈夫要保护更年期妻子的生殖器官

一位著名的妇产科医生曾感叹地说："女性生殖器官是劳苦功高和多灾多难的器官。如果每个妇女都能把生殖器官保护好，女性的平均寿命还将显著延长。"丈夫，作为妻子生殖器官唯一的接触者，对保护好自己妻子的生殖器官，有着义不容辞的责任。

1. 丈夫不讲究个人卫生，生殖器不洁，或患有尿路感染（包括肾炎、肾结核、输尿管炎、尿道炎等）和阴茎、龟头炎等炎症，对妻子的健康会构成严重威胁。因为性交时，尿路内的病菌会随精液侵入女方阴道或子宫等部位，容易引起女方的阴道炎、子宫内膜炎等，亦可引起泌尿系统炎症；不洁性交，同样可导致女方上述部位感染。因此，丈夫若生殖器或尿路患有急、慢性炎症，必须在彻底治愈后才能恢复性生活。男女双方在每次同房前，都要注意清洗外生殖器，尤其是丈夫要彻底清除自己的包皮垢。

2.女性进入更年期后,卵巢功能显著减退,生殖系统各器官逐渐萎缩,性欲明显下降。作为丈夫应该特别体谅和爱护妻子,不可勉强进行性生活,以免对开始萎缩和分泌物减少的阴道造成裂伤。除了性生活次数要控制在生理要求的低水平之内,每次性生活的准备时间要延长,动作要轻柔,切莫粗鲁,必要时还需使用人工润滑剂。

3.丈夫应学习和熟悉女性常见癌的知识,学会检查乳腺癌的简单方法。接触性阴道出血是子宫颈癌的一个最重要的信号,一旦发现妻子出现这一症状,就应立即督促或亲自陪送妻子到医院查治。

春风又至:欢度第二次蜜月

新婚蜜月,是人生最难遗忘的黄金阶段。但是,你知道吗,对于女性来说,还有"第二次蜜月"。

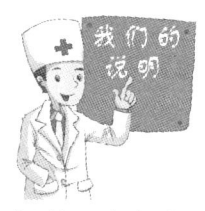

男性性欲最强的阶段是在 22~30 岁之间,但女性性欲最强的年龄是在 35~50 岁之间,学者们将四五十岁的女性性欲增强的表现称之为"第二次蜜月"。

四五十岁的女性已进入更年期,即进入绝经期,为什么还会出现性欲增强呢?据专家们分析,其原因有三:一是夫妻关系稳定,一般夫妇结婚已 20 年左右,夫妻感情不会再产生裂痕;二是家庭负担减轻,子女大都已分居,女性可集中精力投入新生活;三是不再因担心怀孕而对性生活有所顾忌。

现实生活中,中年女性性欲增强现象极为普遍。

第五章 青春再来：女性的第二次辉煌

人到中年的张女士性欲突然旺盛，早年初婚时的感觉，就像一只难以抓住的兔子，让她感觉不安已有多时了。

张女士为自己的这种异常心理感到纳闷和不安。她找自己的好朋友——妇产科于大夫倾吐心声："真不知道怎么了，这个年纪，竟然对夫妻生活颇有兴致。"

于大夫听了竟笑起来。张女士生气地说"怎么？你取笑我？"

"岂敢！我笑的是你这个知识女性竟然这么缺乏科学常识。其实这是一种正常的生理现象。要不要我给你上一课？"

张女士说："当然好！"

"那你坐下，我慢慢给你讲。"

于大夫说："性欲是男女两性在一定条件下满足机体性需要的一种本能冲动，是性的激发和准备状态，是情欲意图的感觉造成的性欲望或驱动力，因此它是一种本能，从婴儿期就已存在。"

"性欲又是一种灵与肉的结合，一方面是真势的情爱，另一方面又是生理上肉欲的欲念。决定性欲的主要因素除了青年时期的性观念、性体验外，还与心理影响有关。近年来的研究发现与雄激素水平有着密切的关系。女性切除卵巢和子宫后仍能保持正常的性欲水平就是一个最好的例证。一些研究也发现血浆酮水平和女性性反应三项指数（阴蒂的动情能力、性兴奋阈值和性高潮能力）之间存在显著的关系。一些医生还发现一些女性排卵期出现性欲的峰值，而此时睾酮和雄烯二酮水平也恰好是最高的。"

"对于绝经后女性，月经的终止不仅意味着卵巢功能的衰退，雌激素的减少，也意味着不再有怀孕的风险，不必再使用避孕措施了。相对比较空闲的条件，也有利于女性有更多的时间来安排自己的家庭生活，包括夫妻生活。"

"更年期，尤其是绝经期女性雌激素显著降低的同时，雄激素的降低则显得相对不太明显。当卵巢不再排卵，雌激素不再分泌的同时,卵巢间质细胞还能产生少量的雄激素,而另一鲜为人知的'秘密信道'——来自肾上腺分泌的雄激素,这种雄激素主要是雄酮,在体内芳香酶的作用下会逐步转化为雌激素。妇女受偏高的雄激素作用会使自己感到'精力明显增加'。"

"你这样一说,我倒坦然了,我完全是正常的呀。"张女士说。

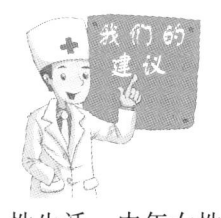

中年女性,特别是性欲旺盛的女性应当怎样巧度"第二次蜜月"?

1. 根据自己的性欲和性能力,主动过好性生活。中年女性每周应保持1次左右的性生活,如性欲较强,也可适当增加。切忌人为地压抑性欲。

2. 注意健身与美容。进入更年期的女性往往容颜半衰,乳房松弛下垂,体态也渐渐失去了昔日的丰润和线条美。但是,如果经常参加健身锻炼,注意修饰打扮,则有助于提高肌体的活力和对异性的吸引力,尤其是美化了在丈夫心目中的形象。中年女性不妨定期进行跑步、打乒乓球、羽毛球,做健身操等锻炼。这样既有益健康,又有利于提高性功能,增强性欲。俗话说:"老不避俏",中年妇女更应当注意外表的修饰,必要时也可以去美容院,恰到好处的装扮,能使自己感到越活越年轻,心理上产生一种积极、愉悦的情感。

3. 讲究饮食营养。中年妇女应当吃一些有助于美容和提高性功能的食物,鱼类、蛋类、羊肉、兔肉、肉皮、芝麻、蜂蜜、核桃等富含蛋白质、微量元素、维生素等食物,能起到美容和"助性"的双重作用,此外,豆制品、新鲜蔬菜、水果等更是维护身体健康所不可缺少的食品。

4. 药物调节。有些女性会表现或轻或重的"更年期综合征"症状,这对性生活有一定影响。其实,更年期综合征是一种以心

第五章 青春再来：女性的第二次辉煌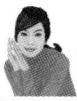

理障碍为主的心理生理功能性失调，除心理疏导外，可以在医生指导下适当服用雌激素（如己烯雌酚等）、更年康、谷维素、维生素 B_6 等药物，以改善更年期的种种不适。

5. 改进、调整性生活方式

(1) 转换角色，不少中年妇女在"第二次蜜月期"性欲增强，而配偶则相对减弱。例如，男方不再像青年时期那样主动怎么办？这时不妨变换一下角色。只要生理需要，女方应积极向男方发出性信号，主动与男方亲昵，这样做有利于提高男方的性兴趣，激发起男子的性欲望。

(2) 性生活中应充分爱抚。中年男女唤起性兴奋的过程时间较长，双方应当利用充足的时间进行亲吻，拥抱，抚摸，包括对生殖器官的触摸，可以延长每一个爱抚动作的时间，改变抚摸的节奏和力度，从而为获得性高潮打下基础。

(3) 可以改变性交体位。中年人大都开始发胖，体重增加可改变传统的男上女下的性交体位，如侧卧位、女上男下等，但体位的改变需要双方去摸索和体验。

(4) 注意性器官的湿润，中年妇女由于性器官功能减退，阴道分泌物不足，性交时可产生瘙痒、烧灼和干涩痛等问题，在性交前在男方或女方性器官上涂抹一些医用凡士林或避孕药膏，就可以避免这些不适症状的发生。

贴心提醒：

1. 中年妇女也可因某些疾病如脑下垂体病变、性腺病变、精神病等导致性欲异常旺盛，切不可将其与"第二次蜜月"混为一谈。

2. 四五十岁的女性，只要身体状况良好，如初夜般"放纵性欲"可受益终身：

(1)有利于愉悦身心:正常的性生活可使人精神饱满,情绪愉快,食欲增加,睡眠良好,心理处于一种奋发向上的状态,同时在性生活时,肌肤相亲,肌体体表广泛得到按摩,呼吸和心跳增加一倍以上,血压也上升1/3左右,可以使肌体由外到内得到一次锻炼。

(2)有利于防止妇科疾病:在男性的精液中有一种可以与青霉素相媲美的抗菌物质,叫做精液胞浆素。实验表明,精液胞浆素可以杀灭葡萄球菌、链球菌等致病菌。有正常性生活的女性,由于丈夫的精液有规律地排入阴道,随之通过子官逐渐流入子官腔,输卵管等处,可起到消毒杀菌,防止或减少阴道炎、子官内膜炎、输卵管炎的发生。

(3)有利于防止性器官萎缩:性生活正常的女性,其性器官由于不断受到触摸、挤压等良性刺激,可维持良好的功能。

(4)有利于长寿:中年丧偶或独身未婚的人,其寿命比有温暖家庭和正常性生活的人要短。

小贴士:提高女子性兴奋的食疗方

1.冬虫夏草4~5枚,鸡肉300克左右,共炖,煮熟后食用喝汤。

2.羊肉去肥油,蒸熟或煮熟,切片,加蒜、姜、豆豉、葱、茴香、五香酱油等调料拌食。

3.鲜虾15克,豆腐1000克,加葱白、姜、盐,炖熟食用。

4.虾肉50克,用水泡软。锅中放油加热后,与切好的韭菜250克同炒,炒熟后加盐等调味品食用。

第五章 青春再来：女性的第二次辉煌

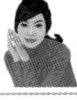

5. 羊肾1具，去筋膜，加肉苁蓉（酒浸切片）、枸杞子各15克，共煮汤。加入葱白、盐、生姜等调味品，吃羊肉，饮汤。

6. 枸杞子30克，鸽子1只（去毛及内脏），放炖盅内加水适量，隔水炖熟吃，吃肉饮汤。

7. 肉苁蓉煮熟后切片，加大米，羊肉煮粥，加调味品服用。

8. 狗肉250克，黑豆50克，加八角、茴香、桂皮、陈皮、草果、生姜、盐、味精等，同炖，食狗肉，饮汤。

9. 冬虫夏草10～15克，胎盘1个，隔水炨熟吃。

10. 公鸡1只去内脏，切块，加油和少量盐放入锅内煸炒一会，盛大碗加糯米酒500毫升，隔水蒸熟食之。

11. 附片6克，猪腰2个，洗净切开去筋膜，切碎共炖，用精盐、味精调味，饮汤食猪腰。每天1次，连用10天为一疗程。

12. 枸杞子30克，500克重以下的子公鸡1只，除去毛，内脏洗净。用50度以上的白酒50～100毫升，加盐同炖，食肉饮汤。

13. 取活对虾1对，用清水洗干净，放入白酒内将其醉死，捞出后加蒜泥、酱油、胡椒粉、醋、味精、香油等调成的汁蘸吃。

14. 肉苁蓉20克，洗净切薄片；精羊肉150～250克，洗净切碎；大米100克洗净。同煮粥食用。以上食疗方可供性欲冷淡的女性食用。经常服用，定会取得效果。

15. 具有提高女子性兴奋作用的食物

(1) 猪肾：猪肾又名猪腰子。含有锌、铁、铜、磷、B族维生素、维生素C、蛋白质、脂肪等，是含锌量较高的食品。中医认为，猪肾味咸，有养阴补肾之功效。适宜于肾虚热性欲较差的女性食用。《本草纲目》指出："肾有虚热者宜食之；若肾有虚寒者，非所矣。"因肾虚热所致的性欲低下者，常食猪肾有提高性兴奋作用。

(2)子母鸡：即未生蛋的小母鸡，含有丰富的蛋白质，维生素E、B族维生素、钙、磷、铁等。其味鲜美，性平，有滋阴润燥、补精填髓之功。营养缺乏而性欲较弱的女子最宜服用。

(3)乌骨鸡：又名乌鸡，药鸡、黑脚鸡。含有维生素B_1、维生素E、泛酸、蛋白质、脂肪等。其味鲜美，性平，有滋阴清热，补肝益肾之功。是成年女子的补益佳肴，《本草纲目》记载："补虚劳，治消渴，益产妇，治妇人崩中带下，一切虚损"等症。女性常食能滋阴补肾阳，提高性欲望。

(4)鸽肉：鸽肉中含有丰富的蛋白质、铁、磷、钾等，含脂肪较少。其味鲜美，性平，有补肝肾，益气，添精血之功。《本草纲目》记载："鸽性淫易合，故名。凡鸟皆雄乘雌此特雌乘雄，故其性最淫。"女性常食鸽肉可调补气血，提高性欲。

更年期女性情浓不忘避孕

女性从更年期起，卵巢功能开始衰退。一般2~4年后才断经。但是，在更年期早期，卵巢也不是一下就衰退到完全没有卵发育和成熟，间或有几次排卵，如不避孕，同样有怀孕的可能。因此，女性更年期仍要避孕。

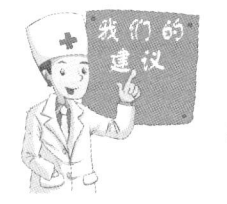

1.屏障避孕法：常用的工具有男用避孕套、女用避孕套、女用阴道隔膜。

2.使用阴道杀精剂：常用的有避孕栓、避孕软膏等。这些外用避孕药单独使用时效果欠佳，可与阴道膈膜或避孕套同时使用。

3.绝育术是最可靠的避孕方法，如夫妇双方均适合手术，最好男方去做。

第五章 青春再来：女性的第二次辉煌

贴心提醒：

1. 更年期女性不能服用口服避孕药,因高龄妇女服用后发生高血压、冠心病的机会较多。

2. 更年期女性不能放置宫内节育器。如一直带宫内节育器。绝经后不宜马上取出,可继续使用,至绝经后0.5~1年内取出。

小贴士：更年期妇女什么时候可以不再避孕

最科学的方法是用激素测定配合B超监测卵泡发育和排卵。不过手续烦琐,经济费用高,不可能为每位更年期女性每个月都进行监测。在绝经前还是坚持避孕为好。如果月经已经紊乱,妇科检查发现子宫已经开始萎缩变小,说明卵巢功能确实衰退,卵泡不再发育成熟,就可放心不再避孕了。

健康性生活自测

编号	问题	答案
1	一定要有性生活才能保持夫妻间良好关系	性生活是保持夫妻间良好的关系的重要因素,但不是必要因素。中国人常说"少年夫妻老来伴",就是这个道理
2	如果只有一方有兴趣,这样的性生活仍然健康	在这种情况下,性生活仍然可以是幸福的。但关键是没有兴趣的一方要愿意参与
3	只有自动产生性欲时的性生活才和谐	大多数的性生活之前性欲的产生来自抚摸、想象等

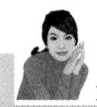

续表

编号	问题	答案
4	只有阴茎插入阴道的性交是正常的	这固然是性生活的主要方式,但其他方式也可以。比如抚摸、亲吻等
5	性交次数过多是不正常现象	有些人一天可以性交多次,有些人则多天方行一次。性生活次数受众多因素影响,因人而异,关键是双方是否和谐
6	人们暂时失去性欲是健康表现	性欲受众多因素影响,诸如生理、情绪及环境因素。暂时对性生活无"欲"是完全正常的
7	妇女怀孕期间性交是不健康的	除了早期及晚期妊娠时间,怀孕期间性生活是完全正常的,只是一些惯用的体位或频率等可能会有改变
8	使用性玩具是不健康的	大型调查指出不少保守家庭也使用性玩具。许多性玩具可以增加多样性、调剂性及趣味性
9	观看性录像带并非不健康	不少性录像带可以帮助夫妻双方提高性趣,促进性高潮到来
10	男性性生活时不射精是不健康的	性生活时不射精并不少见。不少来自东方的人甚至认为抑制射精对健康有利。因人而异
11	女性月经期施行口交是不健康的	如果配偶双方均健康无病,月经期口交是避免泌尿生殖道感染的好好取代方式

第五章 青春再来：女性的第二次辉煌

续表

编号	问题	答案
12	性交期间或以后哭叫并非不健康行为	从生理角度，哭叫是人们发泄情感的方式之一。它往往是性生活圆满的表现之一

贴心提醒：

生殖健康是人类在整个生命过程中，所涉及与生殖有关的一切活动，均应在生理、心理和社会诸方面处于完好的健康状态。具体包括以下几个内容：

1. 夫妻双方享有和谐、美满、安全的性生活。
2. 具有生育及调节生育能力。
3. 女性有权得到适当的卫生保健服务，以便能安全通过妊娠、分娩、生育一个健康婴儿。

小贴士：性爱健康效应

性爱是天然的镇静剂、镇痛剂，能够提高免疫系统的功能。有规律的性生活具有10大健康效应。

1. 锻炼身体

性生活相当于做慢跑运动。如以每星期做爱3次计算，一年之内相当于慢跑75千米，所燃烧的热能是7500卡。有规律的性生活能够促进新陈代谢。有人说做爱就是床上运动，性生活中由于不知不觉中加深了呼吸，从而增加了细胞内获得的氧气量，促进了体内各脏器和组织的功能。

2. 增加激素分泌

做爱期间，特别是在性高潮和射精前，男性体内能自然释放比平时高3～5倍的雄性激素；对女性而言，雌激素能够使女性保持良好的血液循环，性生活有规律的女性，雌激素水平比偶尔做爱的女性要高得多。

3. 保护前列腺

如果长期没有射精,前列腺内就会堆积陈旧的前列腺液,从而影响前列腺的功能。但是,频繁的性生活,会使阴茎处于慢性充血的状况,导致前列腺肥大或者肿大,容易患慢性前列腺炎。

4. 有效减少心脏病和心肌梗死的发生

性生活可以让骨盆、四肢、关节、肌肉、脊柱更多地活动,促进血液循环,增强心脏功能和肺活量。拥有和谐性生活的人发生心脏病的危险比性生活不和谐的人至少减少10%。

但是,如果身体已经发现有心脏病的迹象,过性生活的时候就应该避免动作过于激烈。

5. 缓解疼痛

性生活(尤其在高潮期)可以减轻外伤引起的疼痛、关节痛、腰痛和头痛,性兴奋和性高潮时释放的内啡肽能提高忍受疼痛的能力。

6. 减轻压力、保护头脑年轻

现在工作紧张,很多人希望减压,泡吧、健身、打球都是现代人减压的选择,其实在人心情愉悦的时候进行性生活,对男女双方都是最有效的减轻精神压力的途径。但在没有精力的情况下也不要勉强。

适当的性生活有助于防止大脑老化和促进新陈代谢,推迟记忆力减退的速度。

7. 减少皮肤病的发生

皮肤血液循环不良,会导致粉刺、暗疮等皮肤病。适度的性爱会加速血液循环,均衡新陈代谢,让皮肤光滑细嫩,并起到防治皮肤病的作用。

第五章 青春再来：女性的第二次辉煌

8.精液有助于清除阴道杂菌

精液中有杀灭葡萄球菌、链球菌、肺炎球菌等致病菌的成分。

9.提高免疫系统的抗病能力

空调、以车代步、空气污染、缺少运动等，反而让人们的免疫系统比以往更加脆弱，巨大的工作压力降低了人体免疫功能。性生活可以使肾上腺均衡分泌，使免疫系统能保持在较好的状态，这个与滥交患上艾滋病（获得性免疫缺陷）相对立。

10.有助于男女双方寿命的延长

有规律的性生活可以延长男女双方的寿命。

第六章

心理保健：
女性更年防忧郁

更年期似乎是每个到中年的人都会经历的，尤以女性的表现最为突出。暴躁、精神不济、心情忧郁，经常会将消极的情绪带给周围的人。面对处于更年期的妈妈、妻子，子女和丈夫应该了解更年期的症状和预防办法，帮助妈妈、妻子斩"躁"除"更"，还妈妈、妻子一个轻松的笑容。

> **贴心提醒：**
>
> 人类所患疾病中65%～90%与心理上的压抑密切相关。同时，女性自我心理调试的能力相对较弱，来自内外的压力常使她们陷入无法解脱的焦虑之中。长此以往就会影响植物神经的功能，出现疲劳、月经不调等隐性更年期的症状。另外，一些疾病也会使卵巢功能下降，激素分泌水平降低或突然消失，导致更年期提前。

妻子怀疑丈夫有了第三者

在某机关工作的赵女士今年48岁，儿子正在北京上大学，丈夫是某企业的负责人。在外人看来，赵女士的生活真是芝麻开花

第六章 心理保健：女性更年防忧郁

节节高。但赵女士自己却并不快乐，她发觉本来好脾气的自己越来越容易发火，动不动就拿丈夫出气，感觉丈夫对自己不如以前那么好，对丈夫出差或晚归常常做一些不必要的联想，甚至怀疑丈夫是不是有了第三者。

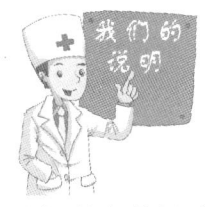

困扰赵女士的其实是更年期综合征。不少女性像赵女士一样，年轻时性格温和、开朗、乐观，但到了更年期后会变得忧郁伤感、情绪不宁、性急易怒，与家人或周围人关系不协调，就像变了一个人，出现这种症状的主要原因是更年期植物神经系统功能失调引起的，从而促使一部分妇女心理上发生情绪忧郁、烦躁、失眠、易怒等巨大变化。年轻时就神经过敏、精神脆弱者，更年期更容易发生症状。多疑是更年期女性常见的症状。多疑心态的表现多种多样，在不同文化层次和不同工作岗位上的人表现也不完全一样。大体有以下几种情况：

1. 感知觉过敏：过分的敏感，把发生在周围的一些不愉快事件强行与自己联系，听见风就是雨。听说同龄女性生癌死亡，马上会联想到自己；孩子放学后晚归，会联想起路上是否发生车祸；丈夫晚归，联想是否有第三者插足。这些联想往往是灰色的，使人不愉快、懊丧、伤心。

2. 特别关注流言蜚语：在一些单位里，总有一些人喜欢传播小道消息，或是流言蜚语。某些更年期女性就是这些传播的积极参与者和受害者，这常造成人际关系紧张，对更年期女性来说，又是一种恶性刺激。

3. 行为动作联系：即对别人的某些行为和动作盲目联系。有时别人在议论某件事，正巧某位更年期女性走过，他们停止了议论。尽管这些人议论之事与她无关，这位女性也会敏感地把它联系成"他们在背后议论、讥笑我",情绪立即会激昂起来。

4.盲目怀疑:尤其对一些涉及其本身利益的事无端地盲目怀疑,如晋级、加薪、分房中的一些决策没有满足本人的愿望时,即对被怀疑者恨之入骨,找机会泄愤;也可能怀疑同一部门的人是否在背后打过小报告,"搅掉了我的好事",一旦认定,愤恨之心就会急剧上升。

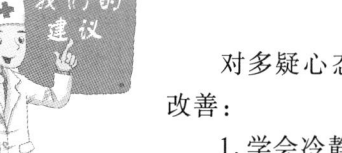

对多疑心态,更年期妇女应从自身进行改善:

1.学会冷静思考。遇到有怀疑的地方,先不下结论,如事情不急,不妨等几天后看看,究竟是怎么回事;如事情较急,可找比较信任的上级或同事问清楚。时间是最好的冷却剂。

2.学会忍让。任何事物的处理,都不可能是百分之百合情合理的,在一些条件接近和类似的情况下,某项决定可能利于某些人,被"一刀切"切下来的人心态不平衡是客观存在的。此时,不妨学会点忍让,"知足者常乐"是一副很好的调节剂。

3.学会一些积极的心理防卫。如学会"否认",对某些高度怀疑,但又不能得到证实的事,不是去"忘却",而是加以"否定",就像它根本没有发生过。把心理上或情感上不愿接受的事物,当做没有这回事,以减轻心理上的负担。

贴心提醒:

1.女性进入更年期后,生理、心理上会出现一系列变化,家人尤其是伴侣一定要了解女性更年期的知识,帮助妻子顺利度过这个特殊时期。

2.部分女性会怀疑丈夫有外遇而跟踪丈夫,不允许丈夫和别的女性说话,影响丈夫的工作,造成夫妻反目成仇。

第六章 心理保健：女性更年防忧郁

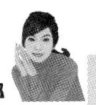

测一测是否神经衰弱

编号	问题	选择		
1	一星期中,至少有两天觉得精神饱满、身心舒畅	是(1分)	否(2分)	不选择(3分)
2	8小时以上的睡眠,仍感精神不振	是(2分)	否(1分)	不选择(3分)
3	精神不振找不到生理上的原因	是(2分)	否(1分)	不选择(3分)
4	以下症状,有哪几项是你经常经历的：头痛、头晕、呼吸不畅、心跳、心悸、眼花、消化不良、便秘、习惯性腹泻、精神紧张、四肢乏力、长期失眠、精神不振及容易疲倦 (A)8项以上 (B)4～7项 (C)3项以下	选A得3分,选B得2分,选C得1分		
5	身体不适时,是否向他人倾诉 (A)时常 (B)偶尔 (C)从不	选A得3分,选B得2分,选C得1分		
6	你周围的人是否重视你的存在 (A)非常重视 (B)重视 (C)不重视	选A得1分,选B得2分,选C得3分		

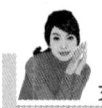

结果判定：

总分	评析
0~7分	身心健康
8~11分	有神经衰弱倾向,需改变一下目前的生活方式
12~15分	有严重的神经衰弱,应重视自身的生理及心理健康,必要时求助于心理医生

更年期女性怎样调适心理

有人说更年期是多事之秋,秋风秋雨愁煞人;也有人说更年期只要心理健康,就意味着黄金般的第二人生。

更年期的症状大都是主观感受,自我描述,时隐时现,时轻时重。女性更年期症状也与心理状态、健康状况、性格特征、社会地位及忍受力等因素有关。不同职业的女性,更年期的心理反应不尽相同。

看一个例子：

C女士,41岁,下岗。近来C女士老是觉得心里不安稳,似乎总有一个声音在告诉她,老公在外面有花花草草。她悄悄地跟踪老公,看到他跟一个比自己年轻的女人说话。C女士觉得抓住了证据,一个箭步冲上去,抡起胳膊就打了老公一个耳光。C女士自己也觉得纳闷,自己并不是脾气那么差的人,怎么一下子冒出这么大的火气,有这么大的力气？

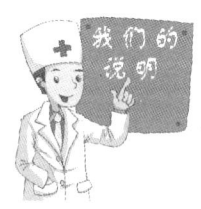

日常生活中,更年期女性常见的一些心理活动,其特点主要是情绪不稳定,心理敏感性增强,容易焦虑、紧张和烦恼,主要有以下几个

第六章　心理保健：女性更年防忧郁

方面值得注意：

1. 焦虑心理反应：焦虑是更年期女性常见的一种情绪反应,食欲不振、头痛头晕、心悸胸闷、失眠多梦,表现为坐卧不安、发抖、出汗、面部潮红、呼吸急促、心跳加快。轻则只引起大脑的不适,重则足以使人丧失正常的工作能力。

2. 悲观心理反应：悲观心理就是一种自卑心理,不易集中自己的思想,不易集中自己的精力。情绪消沉,易激动、烦恼,甚至感到生活几乎无法忍受。许多妇女面对更年期出现的潮热、心悸、月经不规律、性欲减退等症状常常胡思乱想,产生悲观、忧郁、烦躁不安的情绪,对外界的一点点刺激引起很大的情绪波动和紧张。有时过度兴奋,有时则伤感、绝望,看问题及处理问题常很极端,造成人际关系紧张。

3. 忧郁症状：更年期的忧郁症状包括基本症状、情感症状和躯体症状。基本症状表现为各种适应能力下降,兴趣爱好丧失,人际关系淡漠,对人漠不关心、不热情,不能胜任工作。情感表现为忧郁悲观,后悔自责,丧失自信心,甚至绝望。躯体症状表现为全身不适感,怀疑多病等。

4. 个性及行为的改变：个性的改变和感情的不稳定,包括多疑、自私、唠叨、急躁,甚至不近人情、无端的心烦意乱、过度兴奋、偏向于戏剧性表演、多疑与好斗交织在一起。

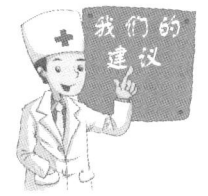

女性进入更年期以后,往往是不顺心的事多于愉快的事,怎样才能使更年期的心情愉悦舒畅呢？

1. 对更年期的生理与心理变化有心理准备,生理与心理上的失调是暂时的,是功能性的,不必过分担心或忧虑。

2. 要提高自我控制能力,学会冷静,学会忍让,遇到有怀疑的

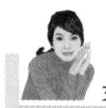

地方,先不下结论,如事情不急,不妨等几天后再看。精神乐观、情绪稳定是顺利度过更年期的最重要条件。

3. 要学会倾诉。倾诉是治愈不良情绪的良方,当感到烦恼和不顺时,可以找你信赖的人倾诉,如没有合适的对象,还可以自言自语地进行自我倾诉。

4. 要根据更年期的身心特点进行生活与工作,既不要不顾身心变化去勉强行事,也不要谨小慎微,顾虑重重,无所事事。

5. 要多进行户外活动和体育锻炼,试着多接触一些新鲜事物,充实和丰富自己的生活。

6. 生活要有规律。尽量按时用膳,按时休息和起床,注意劳逸结合。保持正常的性活动。

7. 学会转移矛盾。当伤心、焦虑、生气时,设法消除和缓和,变不利为有利,如出去看戏剧、听音乐、赏画、走亲访友、结伴郊游等。也可试试某些松弛技巧,如瑜伽、深呼吸练习、静坐等。

8. 可以选用疗效好、不良反应小的中药进行调理。

第六章 心理保健：女性更年防忧郁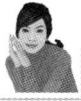

贴心提醒：

更年期是人生的必然一站，宛如列车的一次转弯，发生点颠簸，不够平衡不足为怪，没有必要害怕。面对更年期出现的种种变化，只要在心理上做好充分的准备，就能顺利地度过更年期，迎接人生的第二春天。

事实上，能够使更年期心情愉悦的方法有很多，关键就是在遇到某些不愉快的事情时，能否积极正确地处理对待。如果荣辱不惊，保持心情舒畅，乐观豁达，单凭这一点，就能平稳过渡。

小贴士：

1. 令人快乐的食物

(1)深海鱼：全世界住在海边的人都比较快乐，不只是因为大海让人神清气爽，还因为他们把鱼当做主食。哈佛大学研究指出，鱼油中的$\varepsilon-3$脂肪酸，与常用的抗忧郁药如碳酸锂有类似作用。

(2)香蕉：香蕉含有一种称为生物碱的物质，生物碱可以振奋精神和提高信心。而且香蕉是色胺酸和维生素B_6的超级来源，这些都可以帮助大脑制造血清素。

(3)葡萄柚：葡萄柚有强烈的香味，可以净化繁杂思绪、也可以醒神。葡萄柚里高量维生素C不仅可以维持红血球的浓度，使身体有抵抗力，而且维生素C也可以抗压。最重要的是，在制造多巴胺、正肾上腺素时，维生素C是重要成分之一。

一项有趣的研究发现，吃维生素C，可以平均提高学童智力测验5分。

(4)全麦面包：碳水化合物可以帮助血清素增加。有些人把面食、点心这类食物当做一种可以吃的抗忧郁剂。

(5)菠菜:缺乏叶酸会导致精神疾病,包括忧郁症及早发性的失智等。什么是富含叶酸的食物?菠菜最多,几乎所有的绿色蔬菜、水果也都有。

(6)樱桃:鲜艳欲滴的樱桃可以让你放松心情。樱桃和阿司匹林一样有效。

(7)大蒜:大蒜虽然会带来不好的口气,却会带来好心情。

(8)番瓜:番瓜之所以和好心情有关,是因为它们富含维生素B_6和铁,这两种营养素都能帮助身体所储存的血糖,转变成葡萄糖,葡萄糖正是脑部唯一的燃料。

(9)低脂牛奶:钙的最佳来源是牛奶,幸运的是,低脂或脱脂的牛奶拥有最多的钙。

(10)鸡肉:英国心理学家班顿和库克给受试者吃了100微克的硒之后,受试者普遍反应觉得精神很好、更为协调。硒的来源有鸡肉、海鲜、全谷类等。

2.令人不快乐的食物

(1)垃圾食物:上班族常常抱怨,到了下午就昏昏欲睡,因为中午吃了太多藏在饼干或是巧克力中的糖。摄取太多糖,会让胰岛素大量分泌,但没有持续的"燃料",使血糖又急速降低,反复的变化让心神疲劳。而且饼干、蛋糕、快餐在制造过程中已经丧失不少身体所需的维生素和矿物质。

(2)过量的咖啡:一些有喝咖啡习惯的人,一旦少了咖啡,通常会有头痛、忧郁现象发生。甚至有些对咖啡较敏感的人,一天喝了五六杯咖啡后,会出现紧张、兴奋、好动不安等类似精神病的症状。

一般建议,一天喝咖啡不要超过3杯。

(3)酒:有些人在喝酒后6~12小时,会出现恐慌的症状,这种人面对焦虑的反应会超出正常人。

第六章 心理保健：女性更年防忧郁

(4) 糖：吃糖会让血糖如同登上"云霄飞车"，会让人更累。

(5) 高油食物：吃太多油，动脉会遭受低密度脂蛋白阻塞，而伤害了脑部的循环。

更年期女性要警惕忧郁症

忧郁症的主要特点是悲伤、孤僻、消极、迟钝，对周围事物不感兴趣。忧郁症多发于女性青春期、经前期、产后及更年期。据协和医院妇产科内分泌门诊观察，更年期女性中大约有1/3患者患有不同程度的忧郁症。

张女士原本活泼开朗，最近觉得情绪特别低落，多愁善感，烦躁不安。莫名其妙的乏力，休息后仍不能缓解，走路稍多一些即感觉累，腿都抬不起来，在家里连家务都懒得干，甚至电视都懒得看。有时觉得活在世上一点意思都没有。一次和女儿为一件小事发生争执后，她伤心地认为自己是家里最没用的人，还在半夜坐起来哭泣，白天则一个人坐在客厅自言自语。儿子陪她到精神科检查，医师诊断为"更年期忧郁症"。

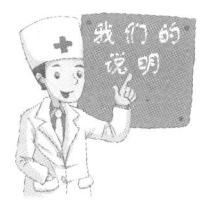

更年期忧郁症一般起病缓慢，病情逐渐发展，病程较长。主要表现为焦虑忧郁和紧张不安，没有明显的思维障碍和运动性抑制。病人情绪低落、忧郁、焦虑不安、恐惧紧张，如担心自己家人将会遇到不幸，等待着大祸临头而惶惶不可终日；或搓手顿足，坐卧不安；为一些无关紧要的小事而担忧，反复地回想以往不愉快的事情，进而责备自己没有尽到责任，对不起周围的亲人等。

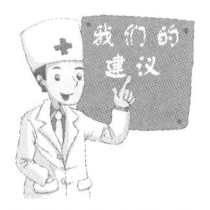

1. 对更年期忧郁症状较轻的女性,经过心理治疗及雌激素替代治疗,能明显改善忧郁症状。雌激素可减轻植物神经功能失调,改善大脑功能,防止泌尿生殖道萎缩,有利于和谐的性生活,长期使用可预防骨质疏松。对较严重的患者,单用雌激素补充治疗还不够,应在精神科医生的指导下加服抗忧郁的药物。

心理治疗主要是让病人了解疾病的性质,消除思想顾虑,稳定情绪,树立战胜疾病的信心,主动配合治疗。同时要了解社会心理因素与发病的关系,帮助病人正确对待,以及指导患者家属改善与患者的关系。经过及时正确的治疗,多数病人可获得完全治愈,恢复正常的生活能力。

2. 家人的理解和体谅对更年期女性摆脱忧郁症是非常关键的,具体要求参见本章"爱心丈夫巧帮妻子度更年期"。

3. 更年期女性要做好心理调适工作,具体内容参见本章"更年期女性怎样调适心理"。

贴心提醒:

1. 患者往往不能认识到自己患有忧郁症,因为忧郁症还可以伴发很多躯体症状,如失眠早醒、食欲减退、便秘腹泻、全身疼痛等,大多数患者都是以躯体不舒服来综合医院看病的,病人往往感觉各种各样的疼痛和不舒服;更年期的患者,还往往有潮热、多汗以及脾气急躁等症状,来医院就诊通常都是为了这些问题,很少谈到自己的情绪和精神状态,这样容易掩盖忧郁症。

第六章 心理保健：女性更年防忧郁

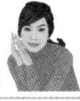

2. 更年期女性忧郁症发病前有一定的精神诱因,如家庭矛盾、经济纠纷、夫妻不睦、子女不孝、身患重疾等。特别是在离、退休后,由于失去职位,地位降低,同事关系疏远,社会圈子缩小,更容易发生孤独、焦虑、自卑、激惹等不良心理。

3. 忧郁症极易发生自杀,尤其发生在更年期,因心理压力加生理压力,双重压迫更容易产生绝望。

4. 气候因素,如令人郁闷的天气,心理因素加生理因素等。

小贴士：更年期忧郁症

更年期忧郁症是在更年期发生的一种精神疾病。它的主要特点是：

1. 在更年期首次发病,女性更年期在绝经期前后,约为45～55岁;男性更年期约为55～65年,持续时间因人而异,一般为8～12年。

2. 心理异常以情感忧郁、焦虑和紧张为主,可有疑病、自罪、嫉妒和妄想,但无智力障碍。

3. 大多数病人伴有失眠、躯体不适和植物神经系统功能紊乱等症状,并伴有内分泌功能尤其是性腺功能减退或衰老等。

4. 本病在情感性精神病中约占1/3,而且女性多见。女性发病率约等于男性的2～3倍。

更年女性忧郁程度可自测

一说起岁末贺岁大片《谁说我不在乎》,相信很多人都对片中吕丽萍饰演的郭工程师留下了深刻的印象。这位女士虽然"年轻时走在大街上是一道光芒",但中年后却变得不修边幅、邋邋遢遢;年轻时活泼快乐,可现如今却忧郁而神经质。不仅如此,她还疑神疑鬼地大找特找结婚证,找不到就怀疑是丈夫有了外遇

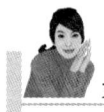

而故意将结婚证弄丢了,最终歇斯底里地要同丈夫离婚。一个有着很高文化素质的女性为什么会变成这样?她的女儿小文一语道破天机:"妈妈到了更年期了。"原来她得了更年期忧郁症。

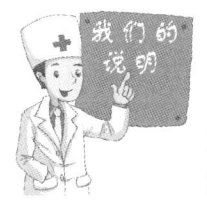

很多深受焦虑、忧郁之苦的中年女性,认为自己的病因只是"更年期"或"停经",让很多病患延误了忧郁症的早期诊断。因此,女性要密切注意"忧郁症"的诊断。

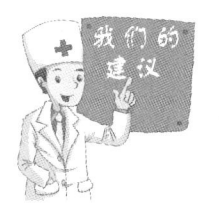

为了及时了解女性更年期忧郁的程度,可以通过下表进行自我测试。

问卷共有21题,每一题均包含几个不同的选项。请你仔细阅读每道题,选出一项最能描述你最近7天(包括今天)来的感受。

你忧郁吗?

	描述	分值	回答
A	我不觉得悲伤	0	
	我觉得悲伤	1	
	我时时感到悲伤,无法驱除这种感受	2	
	我悲伤或不快乐得无法忍受	3	
B	对将来我并不感到特别沮丧	0	
	对将来我感到沮丧	1	
	我觉得将来没有什么希望	2	
	我感到将来没希望,事情不能改善	3	

第六章 心理保健：女性更年防忧郁

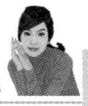

续表

	描述	分值	回答
C	我不觉得自己像是个失败者	0	
	我觉得自己比一般的人失败得更多	1	
	回顾过去,我所看到的就是一连串的失败	2	
	身为一个人我觉得我是彻底的失败者	3	
D	我现在从事情中得到的满足跟过去一样多	0	
	与过去比较,现在我很少从事情中获得喜悦	1	
	我再也不能从任何事情中获得真正的满足	2	
	我对样样事都不满或厌烦	3	
E	我不特别觉得罪恶	0	
	相当多的时间我觉得罪恶	1	
	大部分时间,我觉得自己真的很罪恶	2	
	我总是感到罪恶	3	
F	我不认为我正受惩罚	0	
	我感到或许会受惩罚	1	
	我料想会受惩罚	2	
	我觉得自己正在受惩罚	3	
G	我对自己不感到失望	0	
	我对自己感到失望	1	
	我讨厌自己	2	
	我恨自己	3	
H	我不觉得自己比别人更差	0	
	我因自己有弱点或错误而批评自己	1	
	我由于自己的过错而经常自责	2	
	我因发生的一切坏事而自责	3	

83

续表

	描述	分值	回答
I	我没有自杀的念头	0	
	我有自杀的念头,但没有付诸实行	1	
	我想自杀	2	
	如果有机会我会自杀	3	
J	我并不比平常容易哭	0	
	我比以前更爱哭	1	
	现在我时时在哭	2	
	我过去很会哭,但如今纵使我想哭也哭不出来了	3	
K	我和以前一样,没有特别暴躁	0	
	我比以前容易激怒或暴躁	1	
	现在我时时感到暴躁	2	
	过去经常使我暴躁的事情一点也不再使我暴躁了	3	
L	我对他人并没失去兴趣	0	
	我现在不像过去那样对他人感到兴趣	1	
	我对他人已失去大部分的兴趣	2	
	我对他人已完全失去兴趣	3	
M	我大致与以前一样做决定	0	
	我现在比以前更会拖延去做决定	1	
	我现在比以前更难做决定	2	
	我再也无法做任何决定	3	
N	我不觉得我自己比以前丑	0	
	我烦恼自己看起来渐老或渐不吸引人了	1	
	我觉得外貌有了永久性变化,使我看起来不吸引人	2	
	我相信自己长得丑	3	

第六章 心理保健：女性更年防忧郁

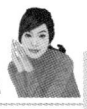

续表

	描述	分值	回答
O	大致而言,我能够像往常一样好好地工作	0	
	我需要特别努力,才能开始做事	1	
	无论任何事情,我都必须很辛苦勉强自己,才能去做	2	
	我一点也无法工作	3	
P	我能像平常一般睡好觉	0	
	我不如以往睡得好	1	
	我比平常早一二小时醒来,并且发现难以再入眠	2	
	我比平常早好几小时醒来,而且无法再入眠	3	
Q	我并没有比平常更疲倦	0	
	我比前更容易累	1	
	几乎任何事我一做就累	2	
	我太累了以致无法做任何事	3	
R	我的胃口并不比以前差	0	
	我比以前吃饭少多了	1	
	食欲不好,不愿吃饭	2	
	心情烦闷,根本不想吃饭	3	
S	我近来体重未见减轻,即使有也是不多	0	
	我的体重减轻2.5千克以上	1	
	我的体重减轻4.5千克以上	2	
	我的体重减轻7.5千克以上	3	
T	我跟以前一样不担心我的健康	0	
	我担心我身体上的不舒服,诸如头痛及身体上的病痛、胃不舒服或便秘等	1	
	我很担心身体上的不舒服,并且难以去考虑其他事情	2	

85

续表

	描述	分值	回答
T	我非常担心我身体上的不舒服,以致无法去考虑任何其他的事情	3	
U	我并未发现我最近对于性的兴趣有任何转变	0	
	我对于性比以前不感兴趣	1	
	我目前对于性较缺乏兴趣	2	
	我对于性完全失去兴趣	3	
	分数合计		

结果判定:

总分	状况
1~10分	正常
11~16分	轻微情绪困扰
17~20分	处于忧郁症边缘
21~30分	中度忧郁
31~40分	严重忧郁
40分以上	极端忧郁

如得分长期维持在17分以上,则需要专业人员的协助治疗。

小贴士:学会放飞自己的心情

黄女士的女儿考上外地的一所高校,一个月后就要起程南行了。一家人去苏杭旅游一趟回来又忙着打点行装,不亦乐乎。可是,前些天开始,黄女士的情绪渐渐低落,起初以为是因为女儿考上大学兴奋忙碌所致,又以为是天气无常引起的心理倦怠。经过调理不见好转,才发现问题可能出在心理上。原来黄女士无名的情绪低落事出有因:女儿远离带来的心理空巢。

第六章　心理保健：女性更年防忧郁

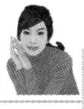

空巢现象是我们生活中比较普遍出现的现象,尤其是中年女性面临的问题:丈夫的事业蒸蒸日上,40~50岁的男人正有许多的事情要忙,他们很少有时间照顾家庭,更难悉心呵护妻子的情感与心理。另一方面,40~50岁的女士中不少人要面对孩子进入大学学习的年龄,孩子的离家让本来就人气不旺的家庭更是冷清,加之这个年龄段的女士要应对自己的更年期,身心都遭遇许多困扰。

心理空巢现象是这种生活状态在心理上的突出表现。黄女士说,尽管现在家里看上去还人不缺碗不少,但好像很快就摸不着丈夫够不着女儿了。

针对这种情况,我们的建议是:

1. 平和面对现实生活和不断的变化。接受丈夫早出晚归,接受更年期的身体、更年期的心理,接受孩子长大成人;善待丈夫的照顾不周,正视孩子的远走高飞,正视自己的沮丧心情。

2. 在变化中寻找乐趣。如果变化不可避免,那就在变化中寻找乐趣。丈夫早出晚归,可以把减掉的午餐准备时间用来睡觉、美容或者健身;学习电脑,便于与远离的孩子网上交流等。

3. 投入情感但不消融自我。导致家庭生活心理空巢感的一个重要原因经常是女性对家庭生活的过度情感投入以至于消融自我。一旦所依附的人或者物发生变化时便难以应对,仿佛失去生活的支撑点。无论丈夫还是孩子,他们是我们生活中的重要部分,但决不是全部。为亲人投入情感但不因此消融自我,我们便可以在情感上依恋他们的同时,在生活中独立自主。

4. 放飞自己的心情。心理空巢源于我们的心理闭锁,放飞心情便走出心理羁绊。让自己想得开一些,看得远一些,情况会有所好转。

5. 成长第二春。空巢既是生活事实,也是心理感受。可以利用这个难得的时机进行人生的再成长。原来因为要照顾丈夫,无暇呵

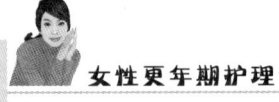

护自己;原来因为孩子小,要读书考学,只能为孩子的需要与成长付出自我。这个机会终于到来,丈夫有他的事业要忙,孩子有他们的前途要奔。我们自己因此有了一个好的时机疼爱自己,成长自己。

爱心丈夫巧帮妻子度更年期

更年期女性情绪忧郁、烦躁、失眠、易怒,极易在家里与丈夫和子女引起矛盾,发生口角。为了帮助女性走出更年期的心理困惑,家庭成员尤其是丈夫要多理解处于更年期的女性心理变化,了解妻子的情绪不稳定是体内一系列生理心理变化造成的,要更多地爱护处于更年期中的妻子。

看看,下面这位丈夫是怎么做的:

晚饭后,妻子值班去了。

我利用这个时间对儿子和女儿说:"我们开个家庭会议,商量一件事儿。"

"妈妈不在家,人也不全呀?"念初中的女儿望着我问道。读高中的儿子也向我投来好奇的目光。

"这件事就是要避开你妈妈!"

"还得避开妈妈?"儿子叫出声来,兄妹俩越发好奇起来。

我不禁笑了,望着一双儿女说道:"不知道你们俩注意到没有,近半个月来,妈妈身体发生什么变化了?"

"是呀,妈妈总是无精打采的,总说身上没劲,浑身难受、烦躁。"女儿皱着眉头说。

"妈妈的脾气也变坏了,常为一点小事发火,事情不遂心就唠唠叨叨个没完。妈妈是不是病了?"儿子焦急地问。

我点了点头,说:"你们观察得比较仔细,不过,妈妈不是病了,而是到了更年期。"

"爸爸,你是医生,赶快想办法给妈妈治病吧!"儿子显得十

第六章 心理保健：女性更年防忧郁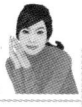

分着急,女儿也让我快些给妈妈用最有效的药。

"孩子,你们还不太懂,治疗更年期综合征最有效的方法不是药物,它主要靠心理疗法,最重要的是应该想方设法让你们的妈妈情绪轻松、稳定,精神愉快。同时,在生活上要细心地照顾她,不能让她累着,要休息好。饮食上要清淡,要适当加强营养,少吃些高脂肪食物,多吃些富有营养的高蛋白、高维生素类食物,每天都要吃些新鲜蔬菜和水果。今晚开这次家庭会议的目的,就是研究一下我们每个人应该做些什么,我们既要分工,又要合作……"

第二天是星期天。妻子下班回到家,刚一迈进家门,家中的一尘不染令她大吃一惊。接着女儿马上迎上前去,帮她脱去外衣,扶她坐到沙发上,并递上一只削了皮的大苹果;儿子接着摆好餐桌,放上碗筷。

"你爸呢?"

"来啦!"我答应了一声,从厨房里端出两碟香气扑鼻的炒菜,"快吃吧,品尝一下我的手艺。"

妻子的眼中闪出一种异样的光芒,是啊,过去都是她伺候全家人,星期天下班回家,不管多累也得下厨房做饭,而我们爷仨,不是睡懒觉就是到外面玩。可是今天却突然变了,变得令她一时迷惑不解。机灵的女儿急忙走到她身边,贴着她的耳朵小声说:"妈妈,爸爸告诉我们了,从今天起,您就是我们全家的重点保护对象啦!"

妻子深情地望着我和一双儿女,幸福地笑了。

其实,作为丈夫,帮助妻子顺利地度过更年期并不难。

1.精神上的体贴、安慰和支持。心理因素是女性能否顺利度过更年期的重要因素,更年期女性容易出现敏感、忧郁和易怒等症状,这时最需要亲人的关心和体谅。在妻子发脾气或忧郁寡欢时,要想方设法使她从不良情绪中解脱出来。千万不要责怪妻子,更不要惹她生气。在妻子情绪低落时,可以通过与她一起散步、谈心以及一起娱乐等方式来改善不良情绪。

当夫妻发生矛盾时,不要不理睬妻子,更不要说妻子"没事找事"。要经常真诚地称赞妻子,向她表示自己的爱,切不可在妻子面前称赞其他女士多年轻、多漂亮,因为处于更年期的女性都非常敏感。

2. 在家庭生活中要分担妻子的家务,教导儿女多关心母亲,以减少她的家庭负担。

3. 丰富妻子的精神生活,帮助妻子培养一两项业余爱好,如养花、集邮、养鱼、书法、绘画、弹琴等,既陶冶情操,又愉悦了身心,同时可多参加一些有益的社会活动。有条件的可以让妻子一起到风景区旅游,也可到外地探亲访友,让妻子快快乐乐地度过更年期。

贴心提醒:

1. 更年期,夫妻不和,对双方的身心健康都不利。心理学家认为夫妻冲突是一种生活应激事件,可使交感神经兴奋,植物神经紊乱加重,易患高血压、溃疡病和冠心病。同时,因夫妻关系不好,易引起轻生念头或导致一些不良行为,如吸烟、酗酒,以借酒消愁,更加影响身心健康。

2. 更年期时,夫妇双方都要学点生理与心理常识,了解各自及对方的变化特点,以避免因误解而引起的夫妻关系紧张。双方应相互体贴,互敬互爱。特别是身体较好的一方要耐心、体谅,不能厌烦急躁;另一方也要克制自己,互相适应,不要为了区区小事,纠缠不休。

3. 更年期症状较重者,应及时找医生诊治。对于出现的性问题,不应回避,应相互讨论,求得相互的理解,必要时找医生咨询。

第六章 心理保健：女性更年防忧郁

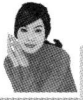

小贴士：家有更年妻

太太更年期时，刚好我的工作也不太顺，所以那几年我过得很"苦"。太太生起气来总是形式多样，从板着脸一天不做饭到一周不跟人说句话，真难受。更年期最需要的是静心，心态平和，最后我采取冷静、宽容的办法。她不高兴的事我尽量不做，有活悄悄干完，她要散步，我紧紧相随……慢慢也就风平浪静了，经过那几年的磨练，我俩的感情更加融洽了。

老公，请和老婆说一说话

夫妻间感情的沟通是双方的事，但是丈夫担当着更大的责任。因为女性比男性更渴望感情交流、沟通，比男性更难耐孤独和寂寞。对女性来说，不断交流感情，谈论彼此的关系，才是亲密的表现。女人渴望丈夫对自己温存、体贴，经常在自己耳边说些甜言蜜语。

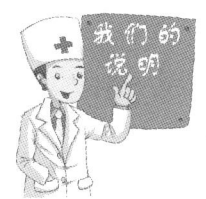

对更年期的妻子来说，丈夫对妻子温存、体贴，不断交流感情，是保持夫妻良好关系的重要因素。

素有女强人之称的刘女士，近来却总是心烦意乱，做事老打不起精神，时不时身上还涌来潮水般的热流；坐在家里，总想着丈夫在外会做对不起自己的事，时间长了夫妻间便"弥漫了硝烟"。苦闷的丈夫向一位医生朋友倾倒苦水，经朋友指点，将妻子送去看医生。才知妻子到了"多事之秋"的更年期。

女性与丈夫交流主要是为了获得支持、安慰，消除心中的不安感。妻子都希望不断地听到丈夫的赞美，以确认自己在丈夫心目中的价值，得到心理、情感上的满足。女性往往通过指责、抱怨、唠叨甚至"胡搅蛮缠"等方式表现出来。女性爱唠叨实际上是发泄心中不满的一种方式。女性心胸比较狭窄,她们对于不快之事常常耿耿于怀,积郁于心。通过向人唠叨或大哭一场,她们心里觉得病快多了,否则总在心里憋着难受。

因此,对于更年期的妻子来说,丈夫与妻子的沟通就显得尤为重要——哄好老婆偷着乐:

结婚多年来,一直感受着夜伴我妻时的那种亲亲密密与其乐融融。辞掉与工作无关的一切应酬,一下班就行色匆匆地往家赶。晚饭后一杯清茶,与妻子沙发落座,或谈古论今,或欣赏影视,你言我语,怡然自得,心灵的沟通似乎本应如此轻松与愉悦。不经意中妻子进入了"多事之秋"——更年期。从此伴妻的感觉就变了味,似乎成了一件"既不能拒绝又不想忍受"的"苦差使"。

首先,你得学会"听废话"。大凡"多事之秋"的女性最渴望也最能"倾诉"。妻子一改言谈时"有感而发"、"点到为止"的知识女性的常态,变得事无巨细、絮絮叨叨起来。在那些洋洋洒洒的"倾诉"中,也许有些你觉得根本不足挂齿的,可妻子仍喋喋不休。此刻你绝不能让朦胧的睡意爬上你倦怠的面容,必须强打精神,十分投入地关注着她的"内心独白",任其尽情地"倾诉"个中的喜、怒、哀、乐。

其次,你得学会"说顺话"。光听不说,妻子一定会认为你在敷衍她,你得在适当的时候附和几句。她在侃"庙",你就谈"磕头";她在扯"灯",你就论"添油",总之你得顺着她说。如偶尔心不在焉时你说露了嘴,那就闯祸了,因为此时的妻子已经重怀一颗少女之心——娇嫩、脆弱和易感,仅仅是微风过处也会永远吹皱了平静的水面,更何况你逆其意而言之!

最后,你还得学会"哄娃娃"。"哄"是医治夫妻情感百病的良药,尤其在妻子更年期,"哄"能安抚妻子喜怒无常的情绪,"哄"能熨贴妻子多愁善感的心情,何乐而不为呢?

下面是一个丈夫对更年妻子的态度和更年妻子的反应:

第六章 心理保健:女性更年防忧郁

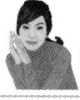

丈夫:一个人有想法,她需要倾诉、需要发泄的时候,你得给她一个机会。把它发泄过去了,未必我就能解决她什么问题,况且她所遇到的事情往往不是我所能解决的。但是这个时候就需要抚慰,什么抚慰呢?就是心灵的抚慰。

妻子:一般我老头都会给我做些工作,说这些事没关系不要紧的。首先是话很简单,但是在我的心里当中它一下就敞亮了,好像都能过去了,没有什么了不起的。所以,我这么多年一直是在心理上没有觉得好像压抑啊、什么不舒服啊。我觉得回到家里以后,一看着我老头、一看着我儿子,我就很高兴。

贴心提醒:

为了妻子能顺利度过更年期,丈夫请多和妻子说说话吧!女人要求男人对她的爱不仅表现在行动上,也要表现在语言上,更需要体贴和关怀。

小贴士:夫妻应相互体谅

男性对情感交流的积极性远不如女性高,他有孤独的需要。

他喜欢把情感深埋在心里,不愿向人倾诉,就算对方是自己的妻子,他也不习惯经常与她分享自己的思想、看法和感受等。男性觉得亲密关系不光是用语言表达,也可与对方一起做大家感兴趣的事情,用行动来证明这种亲密的关系。男性认为若事事都要用言语来表达自己的真正意图,乃是一种关系不正常的表现;女性则视彼此"无话不谈",是关系良好的表现。男性不愿向人倾诉自己心中的烦恼、苦闷,长此以往心理压力过重,欲求感官刺激来寻求心理平衡,如喝酒、下棋、听音乐、参加体育活动来使自己的情感得以宣泄。

所以,处于更年期中的妻子也要注意体谅丈夫的心理特点。

让妈妈享受第二个青春期

妈妈,曾经呵护着我们长大,抱着我们吃奶、牵着我们的小手走路……可是,每个人心中的妈妈,不管是多么的完美、坚强,终有一天也会老去。面对妈妈生理机能退化所带来的心理冲击,以及种种的失落感,子女们应该怎么办?

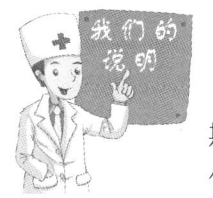

女性的更年期,就像是她们的第二个青春期,不论在心理或是生理方面都会产生一些变化,就像十几岁时的我们刚步入青春期,对于身体变化或情绪转变感到手足无措,其实妈妈们在面对更年期时也会有同样的反应,甚至因为害怕变老、变丑或失去丈夫的爱而更加无所适从。

家人是更年期女性最大的支持力量,特别是为人子女者若能多了解妈妈在45岁以后可能产生的各种身心不适症状,便能体谅妈妈所承受的压力,协助妈妈吸收相关的保健新知,同时提醒妈妈注意身体健康,主动参与户外活动、结交朋友等,陪伴着妈妈以正面乐观的态度,面对更年期的过渡历程,让妈妈感受子女温暖的陪伴和关爱,度过人生的第二个青春期。

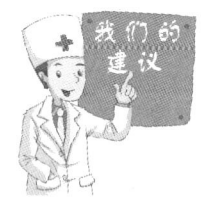

1. 劝导妈妈成为一个乐观、风趣、诙谐、幽默、性格开朗的人。处世待人要心胸开阔,宽厚为怀,不斤斤计较、不患得患失,任何事情都要拿得起、放得下。

第六章 心理保健：女性更年防忧郁

2.多介绍一些适合妈妈的兴趣活动，培养兴趣，分散注意力，不钻牛角尖。

3.当妈妈不愉快的时候，带妈妈出去散散步，看电视、听音乐，或走亲访友、外出郊游。也可藉由踏青、赏鸟、赏花等全家性的活动，让妈妈达到运动的效果。

4.妈妈找你说话时，不宜流露出烦躁、不耐烦的情绪，应适时充当妈妈的"情感垃圾桶"。或者劝导妈妈主动和人来往，互相交换想法，解除心中憋闷。

5.保持自己身心健康，以免妈妈忧虑挂念。妈妈生病时，子女应妥善照顾，尽力医治。

> **贴心提醒：**
> 1.养花、养鱼、养鸟都可以缓解更年期给妈妈带来的难以控制的心绪。
> 2.让自己成为妈妈的"保健医"，将自己的孝心化作一杯夏日清凉的甘露，一盆冬日火热的碳。

宝贝女儿安抚更年期妈妈

这是一位女儿讲的故事：

我是个独生女，自小父母对我万般宠爱。但是家教甚严，从小对我的交友甚至外出游玩都管束很严，不经允许，我是绝不敢出家门一步的。

随着年龄的增长，我对这种管束越来越觉得无法忍受，连交友的自由都被限制起来了。而且，工作后也还是一样，有时候和朋友出去玩，才出去一会就开始打电话催我回家。有时候从下午六七点出去，他们会打五六个电话来催，直到你九点到家为止。

所以,我工作后,出去玩,父母也不会让我超过九点。

转眼到了谈婚论嫁的年龄。我妈妈知道有一个男孩子追我追得很努力也很辛苦,但也知道我并不喜欢他。但妈妈却对他非常满意,因为她觉得这个男孩子懂礼数,而且经济收入也不错,看起来也很能孝顺未来的岳父母。确实,他很能讨我父母的欢心。但我绝对不可能因为我父母喜欢他而去嫁给他。

妈妈一直在做我的工作。起初是不动声色的开导我,到后来见我"执迷不悟",便开始对我"精神折磨",天天提他怎么好怎么好,说我只注重外表,不注重内在,迟早要吃亏。还说我没有交往过,怎么知道就不会喜欢他?后来就索性强行要我和他交往,我不肯,她就天天跑到我房里,和我睡在一张床上,每天晚上念叨这事,念得你无法入睡。这样持续了半个月,谁也不肯让步,我想再这样下去,我迟早会疯掉。

还好,后来遇到了我现在的老公。我妈妈的注意力被转移了,他是个医生,职业不错。妈妈觉得他也不错,很喜欢。我们交往的头几个月,每天我去约会,她也没有干涉我,而且我不想出去的时候,还鼓励我出去。不过,她天天问我们交往的情节,看她的样子,她很喜欢听这些内情。

因为那时是第一次交男朋友,很多事想找个人分享。后来,我看她很感兴趣的样子却不愿意再讲了。我觉得我长大了,不能再依赖妈妈,很多属于我们两个人之间的事不能再拿出来和她一起分享了。但妈妈不乐意,说我以前都会和她说我们交往的事,现在却不愿意讲。过了两三个月,确定关系后,妈妈让他来我家里玩。但年轻人每天陪着她对着个电视,不方便风花雪月,甜言蜜语,有时候甚至想拉一下手也不方便。

有一次,我们去喝喜酒,心里暗喜好不容易有个机会可以开溜。在路上,她打来电话,让我吃完饭马上回去。回家后就"狂风暴雨",她一把眼泪,一把鼻涕地哭诉说我现在大了,翅膀硬

第六章 心理保健：女性更年防忧郁

了,不用听她的话了,现在有男朋友了,就没有老娘了。又开始在我面前数落男朋友的不是,要我和他分手,还说反正在我心里是有男友没老妈的。我气极了,和她吵了起来。她又开始提前面的男生了,说他怎么好怎么好。

那一刻,我突然觉得她变得不可理喻。我的倔脾气也一下子上来了,你不让我们在一起,我偏要在一起。但我也害怕她真的会想不开,我发现她好像到了更年期,她有很多的事和想法、言行都变得无法解释。我去找舅舅,让他劝劝她,舅舅劝了她一个下午,总算言行正常了些。

丈夫家里条件不好,我们结婚,丈夫家里的父母没能给他一分钱。我父母就买了一套房子送给我们。本来说好不在一起住的,后来妈妈突然说我要把他们撇开,非要和我们住在一起,而且打算以后也要住在一起。说她到哪,我们就也要到哪。她到老房子,我们也要跟到老房子;她到新房子,我们也要一起跟到新房子。

我觉得无法理解,父母本身有四室两厅的房子,而且我们大家都住在城里,又不是从乡下来看女儿,非要住在一起。唉,我不知道如何是好。

结婚后,老公去外面进修一年,我抽出时间想去看看老公。妈妈也要一起去,说没有衣服穿了。到了第一天逛街的时候,我看她晕车,就让她先回去,她不肯,硬要跟着一起逛。我只好让她坐在商场休息处,但又不放心,于是回过去看了她好几次。本来那天是要再多逛几家商场的,因为妈妈的原因,只好在近处找个地方稍微逛一下。她一累就心情不好,板着个脸,和她说话也不太爱搭理,却硬要跟着我们一起去。真的拿她一点办法没有。到了晚上,我怕又出现同样的事,于是和她说明天就不要去了。她不乐意,还是要一起去。我亲戚一听,对我妈妈说,你也真是,女儿女婿小两口逛街就让他们自己去,你一个灯泡似的跟着干嘛?要去逛,我陪你去好了。妈妈说,谁是灯泡呀,我们在家的时候,也总是三个人一起逛的。这倒是真的,我们还在谈恋爱的时候,她就很喜欢和我们一起去逛街,一般我们两个人出去,只要叫一声她,她会高兴的跟着一起去,从来不拒绝。

这位女儿接着说:

以前,妈妈是个非常通情达理的人,现在做事说话都变得非常不可理喻。而且根本无法沟通,如果她不是像现在这样多疑(她常常会将家里人无意中说的一句没有任何意思的话,理解成一句中伤她的话),我还是很乐意她和我们住在一起的,虽然对我们刚结婚的人来说,会相对不自在,但是现在她的问题似乎不是这么简单,我觉得她心理上有点问题,可能是女儿出嫁了,有点患得患失的感觉。非要住在一起不可,但是她现在的脾气非常古怪,根本不适合长久住在一起,如果一定要那样,只会产生矛盾。我想再这样下去,不是她会疯掉,就是我会疯掉。

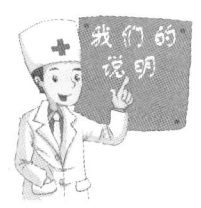

更年期女性是一个女人步入老年的分水岭,处于心理上的低谷期——敏感易怒,情绪化反应,内心焦虑矛盾等。其实,女性的更年期是女人一生中最痛苦的一个"坎",也是女人一生圆满完成女人生育使命的终结点。这时她们的心灵是痛苦的、失落的、脆弱的、无助的,也是最渴望得到亲人,特别是子女们的理解和支持的。如果儿女们理解并宽慰母亲,也许会使其更年期平稳度过。

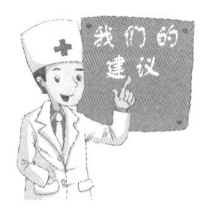

1. 了解妈妈母亲心理的状态,可以减少子女的焦虑和烦躁。

2. 在母亲心情好的时候沟通(不要在她

情绪失调时争辩或讲道理),谈谈你和她的关系,希望和她商量,什么时间是自己和老公的;什么时间是你们三人的;什么时间是你和她的,做个区分。

3. 主动多为她做点事,哄她开心。她一高兴,自然就好过些。别等她要黏着你们时,再拒绝她。

4. 和父亲沟通,希望他能多陪陪母亲。

5. 和你老公多沟通,多一分理解与接受你母亲的心情,避免因为岳母过多介入你们空间引发关系紧张。

> **贴心提醒:**
> 1. 更年期是每个女性都要历经的过程。在母亲最难的时候,子女们多点耐心,就是对母亲最大的孝心!
> 2. 此时的妈妈是你学习和练习爱的最好人选。

更年期妈妈与青春期女儿

随着社会转型,晚婚晚育普遍,有越来越多的父母会在四十多岁以后,除了要应付中年的生理心理与事业危机,还要手忙脚乱应付青春期儿女的骚动。家庭火爆场面经常上演,亲子关系面临严厉考验。

人生的两大关口,就是青春期与更年期,尤其对女性来说至为关键。

这是一位妈妈讲的故事:

我今年48岁,丈夫大我2岁。我们有女儿,16岁,正在读高一。她很聪明,也很漂亮,我们很宠她。高一功课很紧,她却把宝贵的时间用在梳妆打扮上,花钱也随便起来。这引起我们的忧虑,从一般性的劝告到严厉的斥责,目的是让她改正,开始她似乎还听得进,后来则左耳进右耳出。她爸见势有些退缩,可我却火上浇油,于是我们母女间的对立公开化了。

当时,我正处于更年期,从单位回到家里,见什么都不顺眼,强打精神为他们父女做饭,操持家务。要女儿过来伸伸手,她那个不情愿劲儿,就别提了。自然我一边干活一边嘟囔,丈夫躲进屋里装作耳聋,女儿则不停地与我顶嘴反驳。气急之下,我便以碟碗撒气,从偶尔摔个盘子,到整摞地往地上摔。我满以为这样可以镇住女儿,恰恰相反,她居然和我对着干,声言"你掉多少,我摔多少,反正钱是你们赚的。"

我终于病倒了,全身难受得像有一股股火从下往上窜,热得人心烦意乱,碾转不安,简直要发疯,憋不住时便蒙头大哭。可是,女儿没事似的哼着什么"见过他以后,遇到他以后,我的忧心才能开怀……"

一次,我再也抑制不了感情,便没头没脸地打了她几下。她大哭着夺门而去。一连三天没回家,三天旷课。现在我和女儿已经势不两立。我有些力不能支,可是她的精力正旺,大有不压倒我不罢休的意思。她对她爸提出最后通牒,坚决不同我生活在一起,否则就不上学。还整天向她爸要钱,去逛自由市场,零食不离口。越吃越胖,或者绝食,躺着几天不起床。

你看,一个是情感失控的更年期女性,一个是正值青春期躁动的女儿,面对相互冲突的心理状态,怎么办?

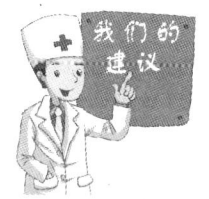

1.妈妈暂时缓和一下和女儿的气氛,把女儿先交给亲属照料,最好通过借读形式上个预习班,以免她荒废学业。同时,妈妈要及时用激素进行补充治疗,减缓一些生理症状,减少压力,帮助女性不易怒、不紧张、不沮丧和不健忘。学会怎样度过更年期,也学会如何做父

第六章　心理保健：女性更年防忧郁

母。只有学会如何做父母,才能带领好儿女度过青春期。

2.父母要了解孩子。孩子正踏入即将成人的时期,不只是肉体的,精神上也积极地想使自己成为大人,对异性抱有极大的关注。此时你若刻意想使母子间那条无形的"精神脐带"不被切断,就会更加焦躁、啰唆,于是与孩子的精神距离便将更大,这样无疑会加深你心理上的痛苦。要让他们自由思考、行动、生活,精神上给予他们越丰富的伸展性,他们就越不会让你失望。

一个青春期的女孩,在心理发展过程中,没对立面还要找寻对立面,以发泄她的逆反心理,父母应该给予女们以理解与宽容。

3.妻子处于更年期,女儿处于青春期,协调的任务便落在爸爸肩上,千万别"坐山观虎斗":

D女士,42岁。D女士例假不正常以后,脾气变得暴躁,更让她生气的是,13岁的女儿越来越不听话。有一天,女儿想自己去外面买烧饼、油条当早餐,D女士觉得不卫生,要女儿在家吃烧饼、油条。两人为了这个事情谁也不肯妥协,你一句我一句把事情越说越大。最后要不是孩子她爸出来打圆场,两人可能赌气一个不去上学,一个不去上班。

4.让全家人知道妈妈进入更年期,身心需要调适,大家要体谅,冲突就会减少很多。

贴心提醒:

解决孩子的问题,要先解决成人的问题。父母沮丧,孩子也会变得沮丧。忧郁的母亲与孩子意见冲突时,不知如何在坚持己见与妥协之间找到平衡点,使孩子误以为不守规矩,就是独立。忧郁的母亲与孩子较少交谈,即便偶尔交谈,多半是批评孩子,这样就更没法沟通。

所以,我们说,唯一能改善你的人,是你自己。

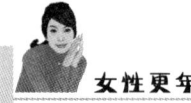

小贴士:学习做父母

如果你与孩子的关系原来就不好,那么更年期时会更不好。这时,你需要理清问题在什么地方,然后下定决心重建关系。

妈妈要从学会爱自己、尊重自己开始,解决自己从青少年到更年期以来一直未解决的问题,如自我怀疑、不会处理压力……进而豁然开放心灵,学会如何才是真正爱孩子、尊重孩子,学会倾听,愿意给时间,引导问话的技巧,给孩子机会说出她的感觉与困难,按捺自己忍不住想批评、训斥或说教的习惯性反应,以免阻绝沟通的路。

这些能力其实与工作上的领导管理类似,可惜很多人把领导管理、人际关系能力只放在职场上,却不放在家里。

从人生的夏季,渐渐走入初秋,智能与理智增长,固然令人欣慰,如果能提早准备,近而拥有亲密的儿女关系,幸福更年期是可期的。

小贴士:健康定义

联合国世界卫生组织(WHO)为健康下的定义是:"健康不但是没有躯体残疾,还要有完整的生理、心理状态和社会适应能力。"可见健康既应包括生理的,也应包括心理的。

更年期女性健康的标准:

1.热爱生活,生活有苦有乐,生活道路上也有曲折磨难。一个心理健康的更年期女性,首先应该是一个乐观主义者,敢于面对生活的挑战,对于风雨人生有着乐观的度量和追求,热爱生活,憧憬和向往美好的未来。

2.勤于奉献,更年期女性总是奉献多于索取,不论对家庭对他人、对社会都是如此。

3.乐于交往,更年期女性应乐于交往,在交往中寻找朋辈,寻

第六章 心理保健：女性更年防忧郁

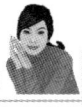

寻找友谊、寻找同情、寻找爱和温暖。

测测你的心理压力有多大

在下列问题中,你认为符合你实际情况的,请打上"√":

编号	问题	选择	
		是(1分)	没有(0分)
1	经常患感冒,且不易治愈		
2	常有手脚发冷的情形		
3	手掌和腋下常出汗		
4	突然出现呼吸困难的苦闷窒息感		
5	时有心脏悸动现像		
6	有胸痛情况发生		
7	有头重感或头脑不清醒的昏沉感		
8	眼睛很容易疲劳		
9	有鼻塞现像		
10	有头晕眼花的情形发生		
11	站立时有头晕的情形		
12	有耳鸣的现像		
13	口腔内有破裂或溃烂情形发生		
14	经常喉痛		
15	舌头上出现白苔		
16	面对自己喜欢吃的东西,却毫无食欲		
17	常觉得吃下的东西像沉积在胃里		
18	有腹部发胀、疼痛感觉,而且常下痢、便秘		
19	肩部很容易坚硬酸痛		
20	背部和腰经常疼痛		

续表

编号	问题	选择	
		是(1分)	没有(0分)
21	疲劳感不易解除		
22	有体重减轻的现像		
23	稍微做一点事就马上感到很疲劳		
24	早上经常有起不来的倦怠感		
25	不能集中精力专心做事		
26	睡眠不好		
27	睡觉时经常作梦		
28	在深夜突然醒来时不易继续再睡着		
29	与人交际应酬变得很不起劲		
30	稍有一点不顺心就会生气,而且时有不安的情形发生		
	总　　分		

结果判定:

总分	评析
3分以下	没有心理压力
4~5分	属于轻微紧张型,只需多加留意,注意调适休息
6~10分	属于紧张型,注意调适休息、舒缓情绪
11~20分	属于严重紧张型,有必要去看医生
21分以上	出现适应障碍的问题,需要特别注意

第七章　发现疾病：更年期保重自己

第七章

发现疾病：
更年期保重自己

在自然界，一年当中有春华秋实、寒暑易节。在人的一生之中，机体的生、长、壮、老、死也可分出个春夏秋冬——儿童、青少年处在人生之春夏，而对于步入更年期的女性来说，她们正走在人生的秋天。人到中老，事事感其心，百病伤其体，万物劳其形，正所谓多事之秋。

贴心提醒：

更年期女性最好定期（如半年1次或1年1次）到妇产科做以下检查：

（1）乳房的检查（配合乳房摄影及超声波）：以早期发现女性日渐增多的乳癌；

（2）子宫颈涂片检查：以早期发现子宫颈疾病，避免子宫颈癌（妇女最常发生的癌症）的发生；

（3）妇科超声波检查：以早期发现子宫及卵巢的疾病；

（4）骨质密度的检查：如有骨质疏松，除了激素外，必须同时服用钙片及维生素D；

（5）其他：如血脂、血清雌二醇、肝肾功能、身高、体重、血压等。

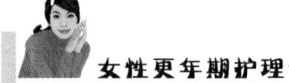

更年女性常见病告警信号

人到更年,难免有些毛病,然而很多人发现生病时却已经很重了,有的甚至失去了治愈的机会。

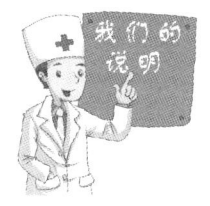

大部分疾病都有一些预警信号,依据这些信号对照自己的身体状况,对早期发现身体的疾病有一定益处。

1. 小便增多,常上厕所,晚上口渴;或小便频数,尤其是夜尿增多,尿液滴沥不净。要小心是否得了糖尿病。

2. 上楼梯或斜坡时就气喘、心慌,经常感到胸闷、胸痛。要小心是否得了高血压、脑动脉硬化症等。

3. 近日来常为一些小事发火,焦躁不安,时常头晕。要小心是否得了高血压、脑动脉硬化症等。

4. 近来咳嗽痰多,时而痰中带有血丝。要小心是否得了支气管扩张、肺结核、肺癌等。

5. 食欲不振,吃一点油腻或不易消化的食物,就感到上腹部闷胀不适,大便也没有规律。要小心是否得了胃病、肝胆疾病或胃癌、结肠癌。

6. 近来酒量明显变小,稍喝几口便发困、不舒服,第二天还晕乎乎的。要小心是否得了肝脏病、动脉硬化等。

7. 胃部不适,常有隐痛、反酸、嗳气等症状。要小心是否得了慢性胃病,尤其是胃溃疡或胃癌。

8. 最近变得健忘起来,有时反复做同一件事。要小心是否得了脑动脉硬化、脑梗塞(脑软化)等。

9. 早晨起来时关节发硬,并伴有刺痛,活动或按压关节时有疼痛感。要小心是否得了风湿性关节病。

10.面部眼睑和下肢常浮肿,血压高,多伴有头痛,腰酸背痛,可能是患了肾脏病。

> **贴心提醒:**
> 身体不适,最好到医院检查治疗。

监测你目前健康状态

下面列出的健康自我监测可以快速判断你目前的健康状态,任何一个指标不正常,你都应该予以注意,最好到医院检查。

指标	正常	不正常
体重	基本稳定,一个月内体重增减不超过4千克	超过4千克者为不正常
体温	基本在37℃左右,每日的体温变化不超过1℃	超过1℃为不正常
脉搏	每分钟在75次左右,一般不少于60次,不多于100次	否则为不正常
呼吸	正常成年人每分钟呼吸为16~20次,呼吸次数与心脏跳动数的比例为1:4	每分钟呼吸次数少于10次或多于24次为不正常。
大便	基本定时,每日1~2次	连续3天以上不大便或1天4次以上为不正常
进食量	每日进食量保持在1~1.5千克	连续1周每日进食超过平常进食量的3倍或少于平常进食量的1/3为不正常

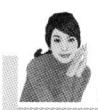

续表

指标	正常	不正常
尿量	一昼夜的尿量在1500毫升左右	连续3天24小时内尿量多于2500毫升,或1天内尿量少于500毫升为不正常
月经周期	成年女性月经周期在28天左右	超前推后15天以上为不正常
生育	正常成年男女结婚后,夫妻生活在一起未避孕,就可以怀孕	3年内不育为不正常
睡眠	每日能按时起居,睡眠6~8小时	若不足4小时或每日超过15小时为不正常

发现癌症:健康需要主动

"谈癌变色"说明癌的确可怕。我国死亡率最高的九大癌症胃癌、食管癌、肝癌、宫颈癌、肺癌、肠癌、白血病、鼻咽癌、乳腺癌。其中最凶险的癌要算肝癌,发展迅速,死亡率极高,存活期不超过6月~3年。

恶性肿瘤的十大警讯:

1. 发现不痛不痒的肿块。
2. 经久不愈的溃疡。
3. 色素痣,突然增大,脱毛,刺痒或疼痛、色素加深。
4. 持续性干咳、胸痛。
5. 持续性食欲减退,上腹不适,或疼痛,或食管吞咽不适,或原疼痛规律突然改变。
6. 腹胀不适,排便习惯突然改变。

第七章 发现疾病：更年期保重自己

7. 不明原因的出血。

8. 排泄物带血。

9. 分泌物增多，如白带增多。

10. 不明原因的发热、乏力、体重减轻、贫血。

癌症早期诊断的可能性：

1. 人体恶性肿瘤75%长在体表，易于发现。

2. 癌症形态学为发生肿块，故易于暴露。

3. 生长速度虽比良性肿瘤快，但亦有足以被人们所发现的过程。

4. 早期淋巴结转移，为早期发现癌症创造了有利条件。尤其是颈部淋巴结，其次腋窝淋巴结为上肢、胸膜、乳房癌肿的"荧光屏"；下颌下淋巴结可预测面部组织的癌肿；腹股沟淋巴结为下肢、盆腔、生殖器癌肿的预报器。

5. 隐蔽再深的癌肿必然有一定的征象暴露，如可通过肿块出现、疼痛的产生，以及分泌物的异常，或因癌肿分泌的毒素或类激素而产生全身性的异常现像。

促使发生癌变的因素：

1. 过食肥甘、膏粱厚味，与乳腺癌、直肠癌、膀胱癌、前列腺癌密切相关。

2. 含有亚硝酸盐、黄曲霉菌的食物有很强的致癌性。

3. 化肥污染的果、谷、蔬菜、水，以及霉烂、熏烤食物有致癌作用。其中，霉变的花生、包谷、谷类，含黄曲霉素，是引起肝癌的重要诱因；酸菜含亚硝酸盐最易导致消化系统癌症，尤其是食管癌；盐腌食品可加强亚硝胺类化合物的致癌性，与胃癌的发生很有关系。熏制食品含有大量的多环芳烃类致癌化合物，是诱发胃癌的主要因素之一。

4. 偏食肉类食物，食物中纤维素少，致癌物质在肠中滞留而易于吸收，更易促成癌的发生。

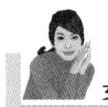

5.烟、酒与食管癌、肝癌、肺癌有一定关系。

6.放射药物可导致医源性肿瘤。如紫外线可引起皮肤癌,电离辐射易导致白血病、恶性淋巴瘤、骨肉瘤、甲状腺癌等。

7.环境因素对癌的形成也起着很大的作用,无论是烟囱排出的烟雾,汽车及工厂排出的废气都是对环境的污染;排入河流中的化学废液,被污染的空气、水、庄稼、食物,以及广泛使用化肥等,都是癌的潜在隐患。

癌变先兆与预防

癌别		描述
乳腺癌	先兆	1.早期征兆:可触到逐渐增大、质硬的肿块,不易推动,无痛或偶有刺痛(肿块3厘米以下) 2.中期征兆:腋下淋巴结肿大,可被推动,乳房可出现增大(髓样癌)或缩小(硬癌)的变化(肿块在5厘米以内) 3.晚期征兆:肿块增大,与皮肤粘连、牵拉,呈"桔皮样改变",甚至出现溃烂,有胸骨旁淋巴转移,锁骨上淋巴结,甚至远期淋巴结转移(肿块超过5厘米),并伴有发热、消瘦、贫血等恶病质
	预防	1.及早治疗乳腺增生病 2.调整更年期内分泌,注意节制房事 3.调节情志,避免忧郁、焦虑 4.酌服抗癌中草药 5.常吃黄豆、香菇、黑木耳、酸奶、竹笋,有一定防癌作用
宫颈癌	先兆	1.最早先兆:白带增多及接触性出血,常为宫颈癌的报标症,经绝期后"见红"尤为不祥警号 2.典型征兆 (1)白带异常包括量和质的变化,白带由增多→水样带→浆液性带→洗肉水样带(血带)→恶臭脓血带(五色带),提示宫颈癌由早期到中、晚期的发展

续表

癌别		描述
宫颈癌	先兆	（2）阴道出血由接触性点状出血（性交、检查、剧烈劳动）发展为血带，如自行出血、大出血，则为癌恶化至晚期的标志 （3）疼痛宫颈癌一旦出现疼痛，则象征已进入晚期，为盆腔转移的标志 （4）恶病质渐见消瘦、羸弱、乏力、面色萎黄、发热则已近濒危
	预防	1. 避免早婚早育、多婚多育 2. 根治癌前潜病。彻底治愈慢性宫颈炎，切除息肉，用激光、冷凝、中药治愈宫颈糜烂、白斑，去铲除癌变的土壤 3. 更年期应节制房事。注意性生活及经期卫生，男性包皮过长应切除 4. 酌服抗宫颈癌中草药 5. 常服豆浆、黑木耳、竹笋、蘑菇、酸奶、苦瓜，有一定防癌作用
子宫内膜癌	先兆	早期患者可无明显症状，仅在普查或其他原因作检查时偶然发现 1. 阴道流血：多为不规则出血，量一般不多，绝经后的妇女可持续性或间歇性出血，尚未绝经可表现月经量增多，经期延长或经间期出血，有时排尿和排便时出血 2. 阴道排液：早期白带增多，浆液性或浆液脓性白带，晚期合并感染呈脓性或脓血性，恶臭 3. 疼痛：当癌组织侵犯周围组织或压迫神经时出现下腹及腰骶部疼痛，并向下肢及足部放射
	预防	1. 及早查明阴道流血、阴道排液原因，对症治疗 2. 更年期应节制房事，注意性生活及经期卫生 3. 酌服抗子宫内膜癌中草药 4. 常吃黄豆、香菇、黑木耳、酸奶、竹笋，有一定防癌作用

续表

癌别		描述
胃癌	先兆	1. 最早先兆:上腹饱胀及过去喜吃的东西突然变得乏味,或老觉得"口淡" 2. 典型征兆:胃部触到肿块,胃脘疼痛,饱胀厌食,呕吐呕血,便血贫血,消瘦乏力,右锁骨上淋巴结转移肿大
胃癌	预防	1. 及早根治原发病,如治愈萎缩性胃炎 2. 提高抵抗力,加强免疫监视系统 3. 减轻消化系统负荷,如服用山楂、神曲、砂仁之类助消化药 4. 少食腌制、咸、熏、腐、煎食物,忌食霉变食物及含亚硝酸盐多的食物,多吃蔬菜、水果、鲜肉、鲜蛋 5. 有胃癌可疑的人宜多食蘑菇、竹笋、薏米、海带、猴头菌、乌蛇肉、螃蟹、螺蛳、灵芝、洋葱、茄子、大蒜、酸奶等食物 6. 有癌变可疑的人,适当服用抗癌中草药,如黄药子、壁虎、全蝎、蜈蚣、露蜂房、白花蛇舌草等
肺癌	先兆	1. 40岁以上,无原因的、顽固性的刺激性呛咳,常为肺癌的早期先兆 2. 胸部刺痛亦为较早信号 3. 咯血为中央型肺癌的较早信号 4. 出现不明原因的低热,尤其是间歇热,并兼以上症状者,应引起重视 5. 肿瘤较大时可出现压迫症状
肺癌	预防	1. 及早根治癌前病,包括慢性支气管炎、肺结核及支气管肺炎 2. 提高肺部免疫机制 3. 通利肺气 4. 减轻肺负荷 5. 定期X光检查 6. 吃杏仁、蘑菇、芦笋、胡萝卜等抗肺癌食品

续表

癌别		描述
肝癌	先兆	1. 最早先兆:时隐时作的深部钝痛,厌食、恶心是肝癌的最早报标信号 2. 典型征兆 (1)肝区疼痛,并呈持续性隐痛、胀痛或刺痛,劳累后加重 (2)肝进行性肿大,且不能以其他原因解释 (3)顽固性的不明原因的厌食、腹胀、恶心 (4)乏力、消瘦、羸弱为癌症恶病质标志 (5)发热,呈弛张热,给予抗生素不能控制 (6)黄疸、腹水,多出现于晚期
	预防	1. 彻底治愈癌前病,如肝炎、肝硬变 2. 不吃霉变食物,尤其是被黄曲霉菌污染的花生、玉米、谷类 3. 多吃新鲜蔬菜、水果及鲜肉、鲜鱼 4. 提高免疫力,可服人参、茯苓、灵芝、猴头菌、香菇、螺蛳、竹笋、海带、荠菜、墨鱼等 5. 保持上进的、乐观的精神心态 6. 适当服抗肝癌中药,如柴胡疏肝散
食管癌	先兆	1. 早期征兆:吞咽障碍,包括偶发性吞咽梗噎感,胸骨后隐痛感,食道异物感,并随着情绪变化及饮食不当而加重 2. 中期征兆:为进行性吞咽困难,锁骨上淋巴结有转移 3. 晚期征兆:胸骨疼痛,癌肿已侵犯邻近组织,呛咳(穿破气管),声音嘶哑(侵犯喉返神经),并出现恶病质:贫血、消瘦,甚至向远部组织,如肝、脑、骨转移
	预防	1. 治疗癌前潜病,如食管溃疡、食管炎症及食管黏膜白斑等 2. 不食过烫及刺激性食品、过硬食物 3. 不食霉变及含亚硝酸胺食品,如酸菜、霉烂蔬菜、霉变谷类(含黄曲霉菌) 4. 酌服维生素A,以加强食道黏膜细胞的代谢 5. 有怀疑信号者,可酌服抗食管癌中草药 6. 常食大蒜、洋葱、茄子、莴苣、柑橘,有防癌作用

续表

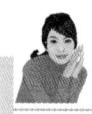

癌别		描述
大肠癌	先兆	1.最早先兆:不明原因的肠道功能紊乱,主要为大便习惯改变(次数增多),及性质改变(或带有黏液、或偶有少量血液) 2.典型征兆:初起以便意频繁为典型症状,逐渐发展为里急后重,大便变形(多为扁平型或变细),大便由少量黏液发展为少量血便,晚期有腹痛及恶病质
	预防	1.肛门指诊,对直肠癌尤为有效 2.乙状结肠镜检适用于乙状结肠部位癌肿的检查 3.纤维结肠镜可检查更远部位的结肠癌 4.灌钡摄片法可查整个结肠的癌肿 5.根治癌前病,如慢性溃疡性结肠炎、慢性痢疾、血吸虫性肠炎等 6.少食高脂食物及刺激性食物,多吃新鲜蔬菜及水果,如鲜猕猴桃,保持大便通畅 7.不食含亚硝酸胺类食物及霉变食物 8.常吃大蒜、莴苣、苦瓜、萝卜、苹果、黑木耳、玉米、豆浆,有防癌作用
膀胱癌	先兆	1.最早先兆:中老年人如突然出现不明原因的血尿,为膀胱癌的信号 2.典型征兆 (1)由少量、间歇性血尿,发展为量多、持续性血尿,肉眼观为洗肉水 (2)尿频、尿急、尿痛 (3)尿梗阻 (4)耻骨上痛,腰、股、臀部疼痛
	预防	1.装修房间注意苯是否超标 2.少染头发,少焗黑油 3.少吃变质的熟食 4.根治膀胱慢性炎症、结石 5.切除膀胱乳头状瘤 6.避免接触苯胺一类物质 7.服用抗膀胱癌中药

第七章 发现疾病：更年期保重自己

小贴士：致癌食品与抗癌食品

1．致癌食品

(1)霉变食物：即使煮透了也不能吃；

(2)含亚硝酸胺食品：如腌菜、酸菜、咸菜；

(3)含苯超标的食品：如熟食中加了防腐剂超标的；

(4)色素超标的食品；

(5)熏制品；

(6)添加剂多的食品，如膨胀剂；

(7)用了催长素的鸡、猪、鸭、鱼等；

(8)有农药污染的蔬菜；

(9)反季节菜；

(10)用了激素后长得异常大或变得异常小的食品。

2．抗癌食品

(1)豆浆：黑豆浆或黄豆均可。可增强营养，抗癌；

(2)大蒜：大蒜抗肠癌、胃癌、食管癌等消化系统的癌症；

(3)蘑菇、灵芝：可以通过增强免疫力以抗癌；

(4)大部分蔬菜对防癌有好处，如莴苣、苦瓜、竹笋、西红柿、胡萝卜、洋葱、茄子等；

(5)杂粮：玉米、小米、荞面、高粱等；

(6)水果：如猕猴桃。

3．其他防癌措施

(1)远离放射；

(2)装饰房屋中苯、甲醛不能超标；

(3)注意水源污染。

暴怒：高血压患者的大忌

高血压的原因与肝气偏旺最为密切。中老年人高血压多伴肾阴虚，所以养肝保肾对高血压保健有重大意义。

高血压的早期信号：

1. 中午或傍晚出现短暂、轻微的头晕目眩。
2. 清晨后脑（枕部）有点发呆、发板，头颈有点发胀、脖子短暂发硬。

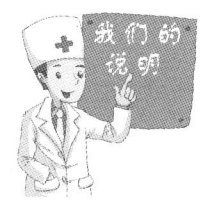

暴怒是高血压的大忌。暴怒可致肝阳上亢，使血压急剧升高，甚至可引起中风。情志抑郁，导致肝郁，肝郁日久可致血压升高。

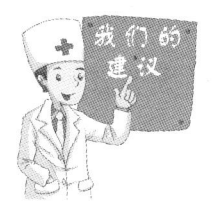

1. 控制饮食：除限制脂肪外，还要控制总热量不要超标，具体办法是每月量体重，测腰围、腹围1次，如果超标就要赶快减食，尤其是总饭量。多吃杂粮、蔬菜，控制肉、蛋，增加运动。

2. 多吃养阴的食物及水生食物，如芹菜、芦根、茭白、藕。症轻的，药物以天麻、野菊花、愈风宁心丸、六味地黄丸为主；症重的，请就医。

> **贴心提醒：**
> 1. 每天从事一些户外活动，并持之以恒。
> 2. 生活要有规律，避免过度紧张。

第七章 发现疾病：更年期保重自己

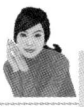

小贴士：

高血压的确定标准以血压升高为主要依据，成年人正常血压是140/90毫米汞柱(18.6/12千帕)。40岁以上的人，每增长10岁收缩压可增长1.3千帕。休息时血压经常超过18.6/12千帕，特别是舒张压超过12千帕，则认为是有高血压。更年期妇女应注意血压的变化。

冠心病：常见病中的首恶

冠心病多发生在40岁以上的中老年人，大多有高血压、高胆固醇症及糖尿病病史。

冠心病的先兆信号：

1. 一过性胸闷、气塞常为冠心病及心绞痛的早期先兆，常出现于过劳、情绪激动及受寒等情况。
2. 一过性舌麻、吞咽发紧。
3. 于熟睡或梦中突然惊醒、憋气，并很快消失。
4. 心前区隐隐作痛，于劳累及精神刺激、饥饿等情况时加重。
5. 在气压改变及空气不流通的环境中即感胸闷、气短。

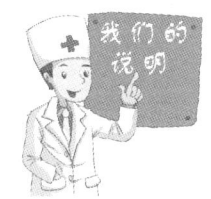

冠心病主要是血脉瘀阻，即营养心脏的冠状血管被脂肪、胆固醇等"痰浊"塞阻并且牢固地黏附在血管壁上造成的。如果日久闭塞造成心肌缺血产生大面积坏死，就是所谓的心肌梗死。

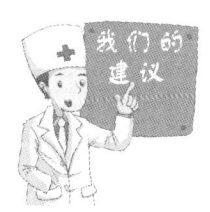

痛则不通，通则不痛，活血化瘀、畅通血脉是冠心病的保健奥秘。

1. 保持运动,通过运动(慢跑、快走、打球、游泳、爬山、气功、太极拳、跳舞……)促使血脉通畅。

2. 每天服几个山楂果,有活血化瘀作用,有轻微冠心病的人要加服丹参片。症状明显的,请就医。

3. 保持心情舒畅,因为气郁则血郁,易加重血瘀阻塞。最易引起心脏病突发的是暴怒。

4. 避免剧烈运动,有心绞痛心前区疼痛、憋闷的,禁忌生气,气候变化剧烈时不能到户外运动。

5. 控制脂肪及总热量,血脂高是有遗传因素的,要控制体重;不要吃得太饱,少吃动物油;胆固醇高的要少吃动物内脏及蛋黄;少吃猪肉,多吃鱼、蔬菜、老玉米等。

6. 降血脂药食。豆浆是天然降血脂食品的首选。多用植物油(豆油、玉米油、菜籽油),最好少用猪油、牛油、羊油。常吃红色食品及酸性水果,因为红色食品有活血化瘀作用,酸性水果含维生素较多,如山楂、桃子(心红)的、心里美萝卜、西红柿、红葡萄、红葡萄酒。

贴心提醒:
1. 最易引起心脏病复发的因素是暴怒。
2. 更年期女性应注意预防冠心病。

小贴士:肥胖标准

动脉粥样硬化与肥胖病有很大关系。体重超过标准体重20%,即为肥胖病。

男性标准体重(千克) = 身高(厘米) - 100
女性标准体重(千克) = 身高(厘米) - 105

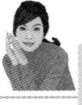

第七章 发现疾病：更年期保重自己

先兆信号：糖尿病早知道

糖尿病对中老年人危害很大，是当今富贵病之一。糖尿病在中医叫做消渴病，以"三多一甜"为特征，即多饮、多食、多尿及尿糖。

糖尿病的先兆信号：

1. 口甘：甘，甜也，口甘，即口中有甘甜味道。

2. 口干。

3. 性欲亢进。

4. 屡发疮疖，此起彼伏，为糖尿病的较早信号。

5. 肥胖：体重递增，是糖尿病发作前的信号，但糖尿病一经典型发作即逐渐转为消瘦。

6. 不明原因的乏力。

7. 尿浊：小便浑浊，尿常规正常。

8. 早发白内障：如中年白内障视力明显减退，经治疗无效的，应警惕隐性糖尿病的潜在。

9. 糖尿患者往往同时伴有血脂高、动脉硬化，而且发展速度较快。中年以上，如出现不明原因的血脂高、动脉硬化、速度发展较快的冠心病，应警惕糖尿病的潜在。

10. 易感染性：糖尿病患者容易发生感染，如皮肤感染、上呼吸道感染、肺部感染、尿路感染、外阴感染等。

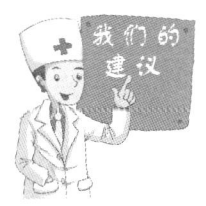

1. 少吃过肥、过甜、过于精细的食品是预防糖尿病的重要保健措施。

2. 节制房事。

3. 避免郁怒。
4. 保持心情愉快。

贴心提醒：

1. 如果出现"三多一少"（多食、多饮、多尿、体重减少）时已是典型糖尿病。
2. 更年期女性糖尿病患病率高于男性。

先兆症状：中风的报警器

中风对中老年人危害较大，发病率高，后遗症不良，死亡率较高。

（一）中风早期先兆：

1. 记忆障碍，以健忘、记忆力减退、注意力不集中为远期先兆特征，并以近期遗忘、尤其人的姓名遗忘为甚，但理解力及远期记忆良好。
2. 感觉异常，以肢麻，尤其指麻为最常见，有的形成头皮麻木。
3. 异常动作，以头摇、肌肉动、口角撮动、下眼皮跳为常见。

（二）中风近期先兆：

下述近期先兆可发生于中风前数日至数月。

1. 眩晕、头昏，这是中风常见先兆之一。
2. 一过性失语、失明、神志丧失。

（三）中风前夕先兆：

下述先兆可发生于中风前数小时至数日。

1. 嗜睡、迷糊，精神委靡，昏昏欲睡，这是中风的较近先兆。
2. 头痛、恶心、眩晕。

第七章 发现疾病:更年期保重自己

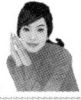

3.频发肢麻、行走跌跘。

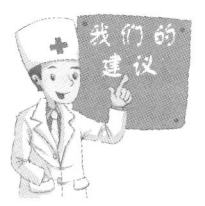

1.高血压患者严防暴怒。
2.高血压患者严防过劳。
3.不吃或少吃大热之品,如狗肉、酒。
4.多吃芹菜、荠菜等平肝之蔬菜。
5.避免酷热及严寒。
6.大风时,不要运动。

贴心提醒:
高血压患者,请关注中风先兆。

骨质疏松:无声息的流行

骨质疏松是更年期最易发生的一种常见疾病。它是指骨质密度下降、骨皮质变薄、骨应力强度减小,X光片上骨密度变小的疾病。

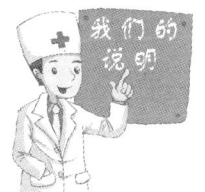

妇女停经后,因为女性激素缺乏,造成骨质大量流失,较易罹患骨质疏松症。骨质疏松的可怕之处,在于它是慢慢进行的,等发现时都已经很严重了。因此,它被称为"隐形杀手"。另外,停经后的骨质疏松症一旦发生了,很难使之复原,治疗只能阻止或延缓骨质的继续流失。

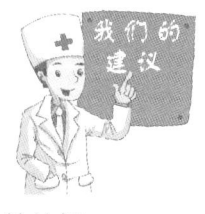

1. 预防

（1）早补：妇女体内的钙质从40岁前后开始就"支出"大于"收入"了，此时就应该开始补钙。

（2）食补：多食高钙食品，如胡萝卜、芹菜叶、黄豆、海带、鱼松、骨头汤、虾皮、奶类食品等。不要将含草酸多的食物（如菠菜、苋菜、莴笋）和鱼汤、骨头汤等高钙食物一起食用，以免草酸和钙结合成草酸钙而影响钙的吸收。

牛奶中含钙量最高，食入后肠道对钙的吸收在餐后3～5小时即能完成。睡前喝牛奶有利于钙的吸收，还能改善睡眠。

食疗方：

①猪骨汤：猪骨300克，乌豆30克。将乌豆洗净泡软，与猪骨共入锅，加适量清水，煮沸后改文火煲23小时，调味后食用。此方还可补肾、活血、祛风、利湿。

②赤小豆鲫鱼汤：活鲫鱼1条，赤小豆30克，佐料适量。将鲫鱼去鳞、鳃及内脏，加葱、姜、料酒、盐等调料，稍腌片刻，与赤小豆一起入锅，加水煮烂，分次食用。

③虾米鸡蛋汤：虾米30克，鸡蛋5个。将鸡蛋打入碗中搅匀，加适量清水煮沸后，放入虾米和鸡蛋汁煮沸，调味佐餐食用。

（3）避免过多吸烟、喝酒和咖啡。

（4）运动：可以减缓骨质流失的速率，最好从事需要负荷重量的运动，例如慢跑或爬山。

（5）每天晒20分钟至1小时的太阳，可增进维生素D的形成，维生素D对于钙质的吸收，以及骨骼的修补，具有增强的作用。

（6）停经后，尽早补充雌性激素，避免骨质加速流失。

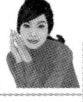

第七章 发现疾病：更年期保重自己

2. 早期接受骨质密度检查

X光骨质密度检查仪和计算机断层扫描检查，可帮忙诊断骨质疏松。

3. 治疗

治疗或预防停经后妇性骨质疏松症的方法主要是给予雌性激素、钙质补充及运动，停经前的妇女或停经后接受雌性激素治疗的女性，每天需要钙质约1000毫克。如果病况严重，则可考虑使用活性维生素D、抑钙素等。

> **贴心提醒：**
> 1. 家中有人得骨质疏松症时，要多加格外小心。
> 2. 长期使用类固醇药物，会使骨骼更脆更疏松。
> 3. 久坐不动的生活型态（如文书工作、长期卧床）、高蛋白、高盐饮食、酗酒、吸烟、喝大量咖啡易得骨质疏松症。
> 4. 钙最好不要在空腹时补，否则吸收不佳，而要在饭后服用。

退去更年女性潮热多轻松

中年女性在没有任何预兆的情况下，突然感到自己的皮肤一下子像着了火一样地烫，这就是通常人们所说的更年期潮热。

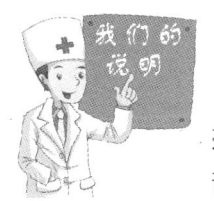

潮热又称潮红或轰热。即突然感到胸前、颈部烘热，然后这种热感如潮水样迅速涌向面部，皮肤顿时出现发红，并随即出现全身轻微的出汗或大汗淋漓，周围的人能明显地观察到这一过程。

有的女性一天发生1~2次,有的则一天发生数十次,夜间发生则严重干扰睡眠,使女性感到十分苦恼。

潮热症状一般在更年期女性身上持续2年。

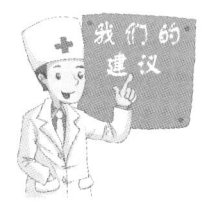

1．采用补充雌激素的办法可以改善症状。

2．自我保健方法

(1)避免酒精和尼古丁的刺激:更年期女性不宜饮酒、吸烟,咖啡、茶等也应少饮。

(2)放松身心:当潮热出现时,应注意稳定情绪,可采用放松和沉思方式,想象自己处于凉快的地方,心静则凉,也可以喝一杯凉水等,对于缓解潮热亦有作用。

(3)深长呼吸:在热流开始刺痛皮肤、爬上颈部时,做呼吸有一定的作用,尽力排尽肺中的气体,然后扩张膈肌,深吸气。保持稳定的节奏,在流汗之前,往往已经制服了潮热。

3．多吃水果

水果质润,富含液汁,多具有补虚、养阴生津、除烦、消食开胃等功能。现代研究认为,水果中的营养成分主要有维生素、无机盐、有机酸、糖等。经常适量食用可以滋阴降火,生津止渴,补虚扶正,增强人体抵抗力。

如西瓜、梨、芦柑、橙、苹果、柿子等。也可食用丝瓜、百合、西红柿、鲜藕、银耳、莲子、甲鱼等,忌食辛辣刺激食物。

贴心提醒:

　　1．吃黄豆制品可以促进激素的分泌。

　　2．若有面部潮红、胸闷的症状出现时,也可服中成药。

第七章 发现疾病：更年期保重自己

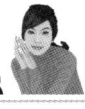

小贴士：更年期潮热食疗方法

1. 新鲜百合 300 克，母鸭 1 只（约 1500 克），黄酒、细盐、白酒各适量。将活鸭杀死，洗净后，先将洗净的百合放入鸭肝内，再入鸭内脏，淋上黄酒 2 匙，撒上细盐 1 匙，最后将鸭头弯纳入腹内，用白线把鸭身扎牢，旺火隔水蒸至鸭肉酥烂。饭前空腹食，每次 1 小碗，每日 2 次。

2. 燕窝 6 克，银耳 9 克，冰水适量。将燕窝、银耳用热水泡发，摘洗干净，放入冰糖，隔水炖熟服食。早晚各 1 次，连服 10～15 日。

3. 新鲜百合 1000 克，藕粉 500 克，白糖适量。百合洗净，晒干或烘干，研粉，装瓶盖紧备用。百合粉、藕粉各 1 匙，加冷水 2～3 匙调成薄芡，再用沸水冲泡，加白糖拌匀服食，每日 2 次，连服 1 月。

更年期女性失眠该怎么办

刘某，55 岁，已退休在家。子女均已成家，没有任何家庭负担。不知什么原因，刘某近一年多来总是睡不好，每天晚上睡眠不超过 3 小时，总是易醒。

其实，刘某患的就是典型的更年期女性失眠症。

更年期女性罹患失眠症临床上较为常见。主要表现为入睡困难、早醒、多梦、易醒、醒后无法再入睡、醒后疲劳感、睡眠缺乏感等，伴有疲乏无力、头昏、胸闷等躯体症状，严重时伴有心情不好、兴趣减少等忧郁症状。

失眠症对更年期女性的心身健康影响巨大，直接影响到晚年

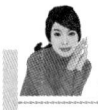

的生活质量。

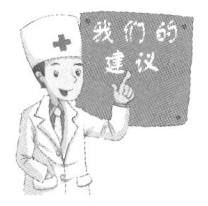

1. 提前预习更年期知识,做好心理准备。
2. 处理好家庭、社会关系。更年期妇女情绪易激动,容易与家人发生矛盾。
3. 创造丰富多彩的生活。
4. 合理安排体育锻炼。
5. 可以治疗更年期失眠症的食物

(1)牛奶:晚间饮用牛奶会产生催眠作用;

(2)面包与糖开水:进食面包与糖开水以后,有镇静催眠作用;

(3)小米粥:小米粥有健脾和胃,催眠作用;

(4)苹果:苹果属于碱性食物,能抗肌肉疲劳,使人入睡;

(5)大枣:对神经衰弱、心烦而不能入眠者,可用大枣30~60克,加白糖少许和适量水煎服,每晚睡前一次,催眠效果良好;

(6)莲子:莲子30枚加食盐少许水煎服,每晚睡前服一次,可帮助睡眠;

(7)桂圆:桂圆10~15枚,晚睡前熟服,催眠效果良好;

(8)百合:用百合25克加水适量煎服,睡前一次,有清心、润肺、宁神之功效。

贴心提醒:

正确对待突发事件如丧偶、亲人离别、患病等,对更年期女性来说更为重要。

第七章 发现疾病：更年期保重自己

小贴士：更年期睡眠禁忌

1. 忌临睡前进食

人进入睡眠状态后，机体中有些部分的活动节奏便开始放慢，进入休息状态。如果临睡前吃东西，胃、肠、肝、脾等器官又要忙碌起来，这不仅加重了它们的负担，也使其他器官得不到充分休息。大脑皮层主管消化系统的功能区也会被兴奋，在入睡后常产生恶梦。如果晚饭吃得太早，睡觉前感到饥饿，可少吃一些点心或水果（如香蕉、苹果等），但吃完之后，至少要半小时之后才能睡觉。

2. 忌睡前用脑

如果有在晚上工作和学习的习惯，要先做比较费脑筋的事，后做比较轻松的事，以便放松脑子，容易入睡。否则脑子处于兴奋状态，即使躺在床上，也难以入睡，时间长了，还容易得失眠症。

3. 忌睡前激动

人的喜、怒、哀、乐，都容易引起神经中枢的兴奋或紊乱，使人难以入睡甚至造成失眠，因此睡前要尽量避免大喜大怒或忧思恼怒，要使情绪平稳为好。如果你由于精神紧张或情绪兴奋难以入睡，请取仰卧姿势，双手放在脐下，舌舔下腭，全身放松，口中生津时，不断将津液咽下，几分钟后你便进入梦乡。

4. 忌睡前说话

俗话说："食不言，觉不语"。因为人在说话时容易兴奋，思想活跃，从而影响睡眠。因此，老年人在睡前不宜过多讲话。

5. 忌仰面而睡

睡觉的姿势，以向右侧身而卧为最好，这样全身骨骼、肌肉都处于自然放松状态，容易入睡，也容易消除疲劳。仰卧则会使全身骨骼、肌肉处于紧张状态，既不利于消除疲劳，又容易造成因手搭胸部影响呼吸而做恶梦，从而影响睡眠质量。

6. 忌张口而睡

张口而睡,容易遭受空气中病毒和细菌的侵袭,不仅使病从口入,而且也容易使肺部和胃部受到冷空气和灰尘的刺激,从而引起疾病。

7. 忌蒙头而睡

老年人怕冷,尤其是冬季到来之后,总喜欢蒙头而睡。这样,会大量吸入自己呼出的二氧化碳,缺乏必要的氧气,对身体健康极为不利。

8. 忌当风而睡

睡眠时千万不要让从门窗进来的风吹到头上、身上。因为人睡熟后,身体对外界环境的适应能力有所降低,如果当风而睡,冷空气就会从人皮肤上的毛细血管侵入,轻者引起感冒,重者口眼歪斜。

9. 忌对灯而睡

人睡着时,眼睛虽然闭着,但仍能感到光亮,如果对灯而睡,灯光会扰乱人体内的自然平衡,致使人的体温、心跳、血压不协调,从而使人感到心神不安,难以入睡,即使睡着,也容易惊醒。

10. 忌对炉而睡

这样做,人体过热,容易引起疮疖等疾症。夜间起来大小便时,还容易着凉和引起感冒。值得一提的是,如使用蜂窝煤炉取暖,应注意通风,以免煤气中毒。

治疗更年期女性外阴搔痒

外阴瘙痒是女性较正常的症状,从幼儿到老人均可发生,但更多见于更年期女性。常发生瘙痒的部位是阴蒂和小阴唇内外侧,重的可波及整个会阴部、大阴唇以至肛门周围。多半是阵发

第七章　发现疾病：更年期保重自己

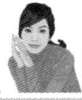

性的,突然出现,稍过一段时间又消失或减轻。

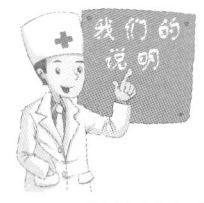

外阴瘙痒为外阴部阵发性瘙痒,可以突然出现,也可以顿时消失,夜间就寝时尤其明显。造成外阴瘙痒的原因有：

1.慢性局部刺激：最常见的是阴道炎排液过多引起。分泌物的酸度减低,促使阴道内细菌的菌群改变,容易发生局部炎症。也有不少人外阴皮肤变薄,皮下脂肪消失,出现萎缩性变化,可延及整个外阴及肛门部,表现为皮肤皱缩、硬化、变白,并在此基础上并发外阴皮肤病。这些改变不断刺激该处的神经末梢,发生难忍的顽固性外阴瘙痒,与硬化性苔藓、外阴白斑等皮肤病难以鉴别。

2.尿液、汗液及肛门分泌物的刺激。

3.外阴静脉曲张：引起皮肤营养紊乱及末梢神经兴奋性的改变而发生瘙痒;反复抓搔可继发慢性湿疹,单纯性苔藓样硬化,厚皮病,甚至发展为外阴白斑。

4.继发于全身性皮肤病的外阴皮肤病：如牛皮癣、脂溢性皮炎、慢性湿疹及扁平苔藓等。

5.全身性疾病：如维生素 A 和 B 族维生素缺乏;黄疸、白血病和糖尿病等严重时可有局部以及全身瘙痒。

6.变态反应：如药物疹、荨麻疹,特别当外阴直接接触一些刺激性肥皂、外阴用药,使用避孕器具或胶冻,也会引起外阴严重瘙痒,以至皮炎。因此外阴瘙痒时万万不可自己随便用药,最好让医生查清原因再按医嘱治疗。

7.有的外阴瘙痒并无明显病变,但思想上感到痒就抓,越抓越痒,是属于精神神经性的。

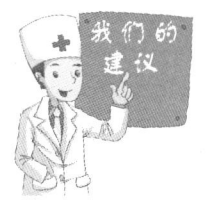

罹患外阴瘙痒的老年妇女,可采用以下一些办法治疗:

1. 每天用细毛巾蘸温水擦洗外阴部,不能用过热的水或强碱肥皂。

2. 不穿紧身裤及化纤内裤。

3. 戒酒忌烟,少喝浓茶,不吃辛辣刺激性食物。

4. 瘙痒厉害时不要过于用力搔抓,以免抓破,可采用冷毛巾冷敷止痒。

5. 瘙痒时可服镇静剂,如苯巴比妥、利眠宁、安定等药物。

6. 可在医生指导下服用雌性激素,以改善皮肤的弹性和血液循环。

7. 局部可涂搽1%～2%的薄荷脑软膏,或1%～2%碳酸软膏,也可扑搽爽身粉。

8. 多吃新鲜蔬菜与瓜果,增加体内维生素A及维生素B的数量,也有助于治疗外阴瘙痒。

9. 服用清热利湿的中药,例如:苍术皮、地肤子、黄柏、苦参片、草薢、龙胆草、车前子、生甘草等,可在医生指导下应用。

贴心提醒:

1. 肥胖的老年女性,尤其伴有糖尿病者,更易发生外阴瘙痒。
2. 睡眠时不宜盖得太厚,这样可减轻痛痒程度。

小贴士:特殊情况下如何清洗阴部

一般来说,特殊情况是指月经期间、怀有身孕、产后及不明原因的瘙痒,这些情况应怎样保洁阴部?

1. 月经期间

(1)勤换卫生巾,每天用温热水清洗外阴两次。

第七章 发现疾病：更年期保重自己

(2)洗澡时最好使用淋浴,如不能淋浴清洗,应做到一人一盆一巾。阴部与足部不用同一盆水洗。

(3)不要洗冷水浴,即使在夏天也如此。

2.怀孕期间

(1)女性在怀孕期间,白带会明显增多,特别容易感染病菌,因此,每天用温水清洗至少两次以上

(2)内裤要每天更换,并立即洗干净,挂在日光下晾晒。

(3)不要随便清洗阴道,防止病菌侵入。

(4)如果白带量明显增多且有臭味,应在第一时间就医。

3.产后

(1)女性在产后因阴道受到损伤,不宜立即洗浴。一般情况下,夏天产后3天以上、冬季产后一周以上方可洗浴,每天1次或2天一次。

(2)用温热水淋浴,以活络经脉。

(3)千万不要坐浴,即使是用盆洗也要站立

4.不明原因的外阴瘙痒

(1)每天用温水清洗外阴2次以上。

(2)每次洗后在外阴部涂抹止痒剂。

(3)如无好转,立即去医院查找病因。

5.患滴虫性阴道炎

(1)每天可清洗2次左右。

(2)选用偏酸性清洗液,防止滴虫生长。

(3)不仅要清洗外阴部,同时还需清洗阴道。

6.患霉菌性阴道炎

(1)每天清洗2次左右。

(2)选用碱性清洗液,防止霉菌生长。

(3)外阴部和阴道同时清洗。

7.宫颈糜烂

(1)每天清洗1~2次。

(2)采用电熨治疗后1个月内避免盆浴和阴道冲洗。

(3)子宫颈放药后禁止坐浴。

更年女性功能性子宫出血

女性正常每次月经的经血量在50毫升左右,但是有的人每次经血量很多,超过100毫升,甚至达几百毫升,这是调节与控制月经周期的内分泌功能出了问题,称为功能性子宫出血,俗称"血崩"。

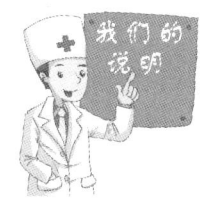

功能性子宫出血易发于卵巢开始发育和衰退的时期,即青春期与更年期,因为在这两个时期,人体内有关月经调节的下丘脑-垂体-卵巢三者内分泌功能极不稳定,会造成月经量异乎寻常地增加。发生在更年期的功能性子宫出血,除了经血量增加外,经期长短不一,出血量也可能时多时少,时间一久会发生"血崩"。于是头昏眼花、倦怠等症状纷至沓来。更年期功能性子宫出血有时还会伴随着女性更年期综合征一起出现,情绪变化,精神状态不佳,也可加重"血崩"。

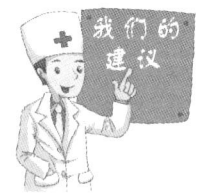

1.注意精神状态,避免喜、怒、忧、思、悲、恐、惊等精神刺激。

2.重视气候保健,防止风寒、暑、湿、燥、火等对人体的有害刺激。

第七章 发现疾病：更年期保重自己

3.注意饮食卫生,避免生、冷、酸、辣等不恰当的饮食刺激。

4.采用止血措施,选用参三七、云南白药、安络血、维生素K、抗血纤溶芳酸等止血药物。

5.调节月经周期,使用雌激素及孕激素类药物或中药,让月经变得有规律。

> **贴心提醒：**
> 1.不要认为更年期以后就进入绝经期,就对更年期功能性出血不加以重视。
> 2.顽固性更年期功能性子宫出血,需诊断性刮宫检查,以进一步查明子宫内膜情况。

小贴士：不可忽视性交后出血

有的妇女在性交后或医生作妇科检查时常发生阴道流血,血是来自宫颈部,在医学上称之为接触性出血。常见的有以下几种原因：

1.宫颈糜烂

宫颈糜烂是慢性宫颈炎的一种病理表现,因其糜烂面上皮抵抗力低,易被病原体侵入而发生炎症,组织脆弱,易出血。

2.宫颈息肉

慢性宫颈炎的病理表现,是由于慢性炎症的长期刺激,使宫颈管内部黏膜增生而向宫颈外口突出形成息肉。息肉组织色红、质软而脆、易出血。

3.子宫黏膜下肌瘤

子宫肌瘤向宫腔内突出,称为黏膜下肌瘤,其底部易形成蒂,由宫腔长出宫颈口外,因其表面仅覆盖一层子宫内膜,加之蒂长亦受挤压,其表现容易坏死、感染而出血。

4.子宫颈癌

接触性出血是子宫颈癌的最早期表现,也是临床上早期发现子宫颈癌的有力线索。因为癌性组织脆,血管丰富,故极易出血。

密切关注更年女性尿失禁

女性停经后,尿失禁的发生率高达40%,比生育年龄时期高出10%以上。

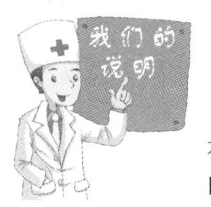

女人的尿道维持禁尿或控制不漏尿,主要是靠尿道壁的平滑肌、周围的横隔肌、尿道壁的弹性、尿道的黏膜及黏膜下血管的力量而将尿道封闭起来,使尿液不会漏出。而停经后,性激素的缺乏,不只使肌肉力量变弱,也使尿道和阴道的黏膜萎缩,尿道黏膜下的血管也会变得稀少,造成封闭尿道的力量相对的变弱。另外,性激素的缺乏也会使尿道与膀胱交接处的神经接受体减少而降低尿道的闭锁压力,这些因素相加就无法抵抗因为咳嗽、打喷嚏、跳跃等突然增加的腹部压力和膀胱内的压力,就会产生尿失禁现象。

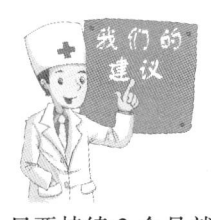

1. 凯格尔运动

凯格尔运动即骨盆底肌肉运动。如果每天抽个几分钟做凯格尔运动,训练骨盆底肌肉,只要持续3个月就可以获得显著改善。

方法:坐在马桶上,两腿张开,在自然解小便过程中,再突然终止解尿。

2. 治疗措施

尿失禁患者,采用激素补充疗法,可减缓器官功能萎缩,改善症状。也可依病情型态或严重程度,可以药物、物理或手术治疗。

贴心提醒：

　　凯格尔运动可随时随地进行。如烹饪、办公、起床或上厕所时，抽空做个三四次，每次 3～5 分钟，逐周增加 10 次运动，持续 3 个月就可显著改善漏尿。

小贴士：从尿液颜色看健康

　　正常尿液的颜色从淡黄色至深琥珀色不等。通常尿液颜色的深浅与一个人摄取水分量的多寡成反比：摄取大量水分时，尿色便会变得很淡；反之，则变深。某些食物、色素、药物或维生素等，也会影响正常尿液颜色。

　　临床上比较重要的颜色变化如下：

　　1. 红色尿液

　　一般来说常见于异常尿液，考虑是否为月经污染。

　　2. 黄色或绿棕色尿液

　　通常是与胆色素有关，而高浓缩尿也会呈暗棕色，两者容易混淆。将尿液剧烈振荡后，若是含有胆红素的尿液会出现黄色泡沫；后者则为白色泡沫。食用部分中药也有可能出现绿色尿液。

　　3. 橘红色或橘棕色尿液

　　新鲜尿液中的尿胆素原本没有颜色，但在酸性尿液或光线照射下会转变为暗黄色或橘色的尿胆素。

　　4. 暗棕色或黑色尿液

　　含有血红素的酸性尿在放置一段时间后，会转变成变性血红素，而呈暗棕色。帕金森症候群患者在经过 Levodopa 治疗后，所排出的尿液会呈现暗棕色或可乐色。黑色尿属于一种代谢异常的遗传疾病。

小问题,大学问

维生素 B_2,又名核黄素,是人体维持正常新陈代谢所必不可缺的水溶性 B 族维生素之一。

维生素 B_2 对更年期女性的影响不容忽视。缺乏维生素 B_2 时,可影响到人体腔道的黏膜细胞失调,令黏膜变薄,血管脆性增加,甚至出现脆裂,从而造成中老年女性生殖器官的伤害。由于阴道壁干涩、黏膜充血,故在房事时出现疼痛。

老年女性应注意从日常饮食中多摄取维生素 B_2。动物性内脏、蛋类中含量较多,紫菜、芹菜等植物性食物中含量也较多。

老年女性最好按常规剂量直接服用适量的维生素 B_2 片来维持体内的平衡,服药后尿液呈黄绿色,不必惊慌,属正常现象。

干枯的阴道再次流液是怎么回事

在正常情况下,妇女阴道内有少量的白色,呈黏液状,无臭味,能滋润阴道黏膜的物质称为白带。但有些更年期及老年女性却主诉,白带增多,还出现颜色改变,甚至还有臭味,这是什么原因呢?一般来讲不外乎炎症和肿瘤两大类:

1. 老年性阴道炎

外阴瘙痒、干燥灼热感,有时甚至阴道烧灼,下坠以致小腹不适,尿道口及阴道口周围疼痛,阴道分泌物增多,一般是水样,感染重时可以黄色,黏稠似脓有臭味。如果白带呈黄绿色、泡沫状、吸水样,经显微镜检查阴道分泌物,能看到活动的滴虫,可诊断为滴虫性阴道炎。如果白带呈似白色凝块或凝乳状,像豆腐渣样灰白色,经显微镜检查找到白色念珠菌,可确诊为霉菌性阴道炎。

2. 癌瘤

如子宫颈癌、子宫体癌、阴道癌和输卵管癌等都有白带增多

第七章 发现疾病:更年期保重自己

或为水样或脓样白带。

绝经后阴道流血是"二度春"吗

绝经后阴道流血是妇科常见的现象之一,对于这种不正常的阴道出血,应提高警惕,特别是绝经一段时间后又发生阴道流血就更应引起注意,因它有时只是一般的炎症,是一个良性病症,但它也可能是一个危险信号,是恶性肿瘤的一种表现。

绝经后阴道流血常见的原因有:

1. 老年性阴道炎

可表现为白带增多,呈血性、有气味。检查可发现阴道黏膜萎缩变薄,皱襞消失,在阴道黏膜处可见散在的出血点及表浅溃疡。

2. 宫颈炎

宫颈糜烂及宫颈息肉均可出现血性白带。

3. 子宫内膜炎

临床上表现为白带增多,少量出血,检查子宫增大,压痛,有时伴有发热。

4. 功能性子宫出血

女性到了更年期,有的月经时间间隔不规则,月经量增多,有时两三个月不来一次、突然来一次,而且来势凶猛,血流如注,伴有大小不等的血块,甚至于有人心慌、气短、头晕、耳鸣、面色苍白、手足冰凉、这种现象是更年期女性的异常子宫出血,叫做功能性子宫出血,但必须排除外生殖器官的器质性病变,也就是除良性及恶性肿瘤外,局部的感染,以及全身性出血性疾病,如血小板减少、白血病等疾病。

5. 子宫颈癌

为绝经后阴道流血常见原因,表现为接触后出血,性交后出血,血性白带及不规则引导出血。

6. 子宫内膜癌

表现为绝经后不规则阴道流血，或中等量出血，有时病人仅有一次出血，或血性白带，检查时能发现子宫不但没有萎缩变小，反而饱满变硬，宫颈正常表现。

7. 卵巢癌

卵巢颗粒细胞瘤是引起子宫异常出血的常见肿瘤，妇科检查时盆腔可发现质地较实的肿块。

外阴白斑是怎么回事

外阴白斑是一种老年女性常见的外阴部疾病。表现为外阴部疾病，皮肤色泽变白、增厚、发硬、粗糙、瘙痒等症状。这是局部皮肤不正常增加的结果。

外阴白斑癌变发生率较高，需要加以重视。如果仅有轻度瘙痒症状，每天用细软毛巾蘸温水作软柔擦洗，不必使用药物，或者仅用柔和而没有刺激性的粉济，如爽身粉之类扑搽。倘若外阴白斑范围较大，症状又十分显着，应对病损皮肤进行活体组织病理切片检查，以早期发现是否有癌变。重度外阴白斑者，或已发生癌变，都应手术切除。

此外，患有外阴白斑的老年女性，生活起居应加以注意，切忌穿着化纤织物内裤，局部不使用强碱肥皂，不采用热水烫洗，不滥用刺激性药物涂抹等，这样可减少外阴白斑恶变的机会。

患慢性宫颈炎怎么办

慢性宫颈炎主要症状是白带增多。由于病原菌的不同，白带的颜色、量也有所不同。白带可为黏稠的或脓性的，有时可带有血丝或少量血液，也可有接触性出血。下腹或腰骶部经常出现疼痛，盆腔部可发生下坠痛或痛经，常于月经期、排便或性交时加重。

第七章 发现疾病：更年期保重自己

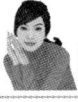

宫颈糜烂是子宫炎最常见的病变，糜烂面积大小可为三度：轻度，糜烂面积小于整个宫颈面积的1/3；中度，糜烂面积占整个宫颈面积的1/3～2/3；重度，指糜烂面积占整个宫颈面积的2/3以上。根据糜烂的深浅度，可分为单纯型、颗烂型和乳突型三型。子宫颈糜烂与早期子宫颈癌从外观上难以鉴别，须做宫颈刮片检查，必要时作活检以确定诊断。

治疗前常规先作宫颈刮片，以排除早期宫颈癌。治疗原则以局部治疗为主。治疗方法：

1. 物理疗法

电熨、冷冻、激光治疗。

2. 药物治疗

上药之前，需清洗阴道，常用的方法有阴道抹洗、阴道冲洗或称阴道灌洗。阴道洗净的药可用1∶5000的高锰酸钾液。上阴道药有：氯可片，每晚一次，每次1粒，10天为一疗程；洗必泰栓，每晚一次，每次1粒，7天为一疗程；肤疾散，每天上一次，10天为一疗程。

3. 手术治疗

怎样早期发现子宫肌瘤

子宫肌瘤是一种生长于子宫肌层的良性肿瘤，是一种极为常见的女性疾病，在每5位生育期女性中就有一位患有子宫肌瘤。最常见的发病年龄是生育晚期，也就是40～50岁。

子宫肌瘤的临床表现与肌瘤的生长部位、大小、生长速度有关。

1. 月经的改变为最常见的症状，主要表现为月经过多，经期延长，但浆膜下肌瘤极小的壁间肌瘤常无明显症状。壁间肌瘤生长较大时，宫腔变大、内膜面积增大，子宫收缩不良，故月经增多，黏膜下肌瘤内膜面积增大明显，故月经增多亦最突出。

2. 压迫症状：压迫膀胱可出现尿频、排尿障碍、尿潴留；压迫输尿管可导致肾盂积水。压迫直肠时可致便秘。

3.疼痛本身不引起疼痛,一般是下跪坠胀,腰背酸痛。浆膜下肌瘤发生蒂扭转时,肌瘤发生红色性变时,可发生急腹痛。

4.阴道分泌物增多,尤其是黏膜下肌瘤并感染时,白带为炎性排液,有时可呈血性。

5.不孕症。

6.贫血因肌瘤长期月经过多导致继发性贫血,全身乏力,面色苍白,心慌气短。

怎样早期发现子宫内膜异位症

子宫内膜异位症是一种与女性雌激素有关的妇科病症,育龄妇女中有1%~10%的人会发生,这种疾病可能是无症状的或极度疼痛的,并可引发不育症或大出血。

子宫内膜异位症可引起某种疼痛,特别是在月经期间,正是子宫内膜组织脱落的时候,也正是异位组织出血和刺激周围区域的时候;另外,月经的痛性痉挛也可剧烈。其他与子宫内膜异位症相关的疼痛包括在排尿时(称之为尿痛)和性交时(称之为交媾困难)出现的疼痛;另外,在二次月经中间,即排卵期,也可出现疼痛。另一个子宫内膜异位症常常出现的症状是不孕症。因子宫内膜异位症而不孕的妇女占30%~40%,这种情况是普通人发生率的2倍。

萎缩的子宫从阴道脱出是怎么回事

有的女性绝经后总感到腰酸,小腹下坠,渐渐地有个块状物从阴道脱出,晚上躺在床上又好了。可是过了一段时间,脱出的肿物越来越大,必须用手才能送回去。这种病症叫做子宫脱垂症。

子宫脱垂症必须到医院治疗。

第八章 更年期女性饮食调养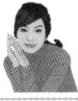

第八章
更年期女性饮食调养

女性45~55岁期间,性激素的变化是正常生命演变的过程。但女人纤细敏感及急速生理变化的特质,让更年期症状的感受特别强烈。多数人会感到这股身心的波动,包括热潮红、盗汗、头痛、易怒、忧郁、失眠、疼痛、频尿……等不同程度的不适症状。如果能有适当的照顾与关怀,生命可能迈入另一新的里程。"饮食"正扮演着其中一个重要的因素,就像是火柴棒,重燃生命中另一阶段的新火花。

"营养"是我们面对挑战的本钱。古人云:"饮食有节,起居有常,可度百岁"。

更年期是每个女性必经之路,步入更年期代表人生另一阶段的来到,表示人生经验的成熟。因此,更要为自己的健康多一分关心。

现在就开始预约你人生另一阶段的美丽时光吧!

> **贴心提醒:**
> 1. 切记"你的食物就是你的药物"的饮食原则,每天摄取多种不同来源的新鲜食物。常吃大豆及十字花科的蔬菜(如菜花、圆白菜等)。

2. 三多政策：多变化、多纤维、多喝水。

3. 三少政策：少脂肪（饱和脂肪、胆固醇）、少调味料（糖、盐）、少刺激（烟、酒、咖啡、茶）。

4. 适当休闲运动及社交活动，使情感有所寄托。

5. 培养兴趣爱好，让生命更丰富。

健康必胜的老生常谈

更年期前后，"太有机会胖"，主要是因为中年后，基础代谢率降低，脂肪分解速度变慢，容易堆积。如果缺乏运动，热量消耗少，即使食量如常，体重也会上升。而雌激素下降，身体的脂肪重新分布，过去囤积在臀部、大腿，更年期后则形成恼人的小腹。

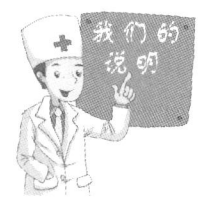

福态曾是好命的象征，不过为了避免慢性病侵袭，体重控制仍属必要。多选择低脂高纤的食物，避免过多的盐分、糖分，选择较清淡的烹调方式，可以让美食不致带来负担。

饮食虽然需要节制，但仍需均衡摄取足够的营养。每天能吃到的食物愈多愈好。不当的节食会影响体内新陈代谢，反而会造成皮肤、头发失去光泽，快速减重也会造成皱纹，得不偿失。

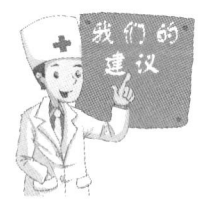

1. 糖类（碳水化合物）

碳水化合物是能量的主要来源，许多怕胖的人闻之色变，却不知糖类的能量只有脂

第八章　更年期女性饮食调养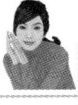

肪的一半。最好多吃复合型多糖类,包括淀粉类和膳食纤维。

因淀粉含有许多维生素和矿物质,膳食纤维则能帮助消化,预防下消化道癌症,某些类型的膳食纤维还能降低胆固醇及血糖的浓度。

主要来源:米饭、全谷类、甘薯、玉米、生鲜蔬果等。

一定要吃:杂粮饭,高纤热量低、易有饱足感,营养又能保持身材。

尽量少吃:加工的糖、甜食,使人发胖,增加B族维生素的消耗,吃多更容易饿。

2. 蛋白质

蛋白质在组成、修护身体组织上举足轻重,也是调节新陈代谢的重要物质,缺少会让人黯淡无光。但大部分动物蛋白质,通常含有许多脂肪,不宜过量。每日蛋白质的建议量是每千克体重1.2~1.5克,动物性、植物性各占一半是较好的组合。

优质动物性蛋白质来源:低脂奶制品、蛋、瘦肉、深海鱼等。

植物性蛋白质来源:豆类、谷类、坚果等。

一定要吃:黄豆及其制品,由于含丰富异黄酮,功能类似雌激素,可以减缓钙质流失,预防乳癌及心血管疾病。

3. 脂肪

包括饱和脂肪酸、多元不饱和脂肪酸及单元不饱和脂肪酸。除了提供热量,脂肪还能保护内脏,修补组织,并携带脂溶性维生素通过消化系统,进入血液。适量的脂肪能使皮肤平滑,肌肉更有弹性。但过多的饱和脂肪则会提高胆固醇,造成各种慢性病。

动物性来源:牛肉、鱼、全脂牛奶、猪牛油等。

植物性来源:植物油、坚果等。

不可不吃:深海鱼,能降低坏胆固醇,保护心血管,活化脑力;抑制皮肤发炎,调节激素,抗老化效果显著。

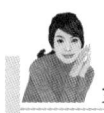

4. 维生素

可以从食物中摄取,所需量不高,但能协助其他营养素的代谢过程,在身体自我修复上扮演重要角色,也是抗老化的要角。

中年女性所需维生素

维生素	作用	来源
眼睛亮晶晶——维生素A	能保护眼睛,使皮肤光滑,改善因老化产生的干燥,有助子宫、阴道等组织的修复。植物中的β胡萝卜素能在人体内转换成为维生素A,具有强大的抗氧化功能,能阻止让皮肤老化的自由基。	维生素A来源:肝脏、蛋黄、鳗鱼等。β胡萝卜素来源:胡萝卜、橘黄色和深绿色蔬果。
天天有活力——B族维生素	包括8种维生素,是催化体内生理代谢的酵素,促进整体健康,消除疲倦。维生素B_2、维生素B_6能使皮肤毛发有光泽、不易干燥,叶酸和维生素B_{12}对红血球的生成很重要,缺乏会导致贫血。	动物肝脏、全谷类、酵母、豆类、蛋、牛奶等。
皮肤白嫩嫩——维生素C	避免脑细胞受到自由基破坏,强化免疫功能,延缓老化;抑制黑色素细胞生成,也是刺激胶原蛋白生成的重要原料。	深绿色蔬菜、番石榴、红黄色水果。
青春不怕老——维生素E	也是强有力的抗氧化剂,能预防衰老、皱纹,增加皮肤抵抗力,并有助减轻更年期不适和经前症候群。	胚芽、芝麻、坚果种子油等;蛋黄、海鲜、动物肝脏也有。

5. 矿物质

功能非常多,包括调节生理机能,增加酵素的活性,有助皮肤头发的新陈代谢。

第八章 更年期女性饮食调养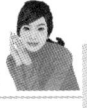

（1）钙：更年期前后的女性少了雌激素的保护，骨质流失速度加快，需要多摄取钙质，增强骨骼健康。钙质还有舒缓情绪的作用，更年期后女性每日建议量为1000～1500毫克，并同时摄取维生素D，以利于钙质吸收。

主要来源：牛奶、鱼骨、大骨汤、豆腐等。

（2）铁：这个阶段的女性仍难免为贫血困扰，贫血会使人容易疲劳、健忘，还会面色苍白，气色差，想有红润的苹果脸，铁质不可或缺。停经前女性每日建议量为12毫克，停经后妇女则为10毫克。

主要来源：动物肝脏、红肉、猪血等动物性铁质的吸收率较佳；海藻、豆类、坚果类中也含有铁，再加上富含维生素C的食物，能加强身体对矿物质的吸收。

6. 水分

水的重要性应无须赘言，体内的代谢、化学作用都需要水的存在，并能保持皮肤与黏膜的湿润；当发生更年期常见的热潮红时，通常会消耗水分，喝杯凉开水，也有助缓解不适。吃得健康、均衡，加上充足睡眠和适度运动，自然能活力充沛、气色好，远离疾病和肥胖；让更年期的副作用降到最低，成为迈向另一个美好阶段的开始。

更年期女性饮食原则

更年期的饮食应根据个人具体情况加以调整。

1. 对停经前月经频繁，经血量过多，并因此引起贫血，出现面色苍白、气短、头晕、眼花、全身乏力等症状的妇女，饮食上应注意以下几点：

（1）补充蛋白质。最好采用生理价值高的动物性蛋白质，如牛奶、鸡蛋、动物内脏和瘦的牛、羊、猪肉等，因为这些食物不仅含有人体所必需的氨基酸,还含有维生素 A、维生素 B_1、维生素 B_2 等。特别是猪肝,含有丰富的铁及维生素 A、维生素 B_{12}、叶酸等,是治疗贫血的重要食物。木耳加红糖炖服可治疗妇女月经过多。

(2)多吃新鲜水果和绿叶菜。如苹果、梨、香蕉、桔子、山楂、鲜枣以及菠菜、油菜、甘兰、太古菜、西红柿、胡萝卜等。这些食物不仅含有丰富的铁和铜,还含有叶酸、抗坏血酸和胡萝卜素,对防治贫血有较好的作用,维生素 C 还能促进铁的吸收利用。

(3)食欲较差不宜食用油腻食物时,可用红枣、桂圆加红糖,做成红枣桂圆汤。或用红枣、赤小豆、江米做成红枣小豆粥,亦可用红枣、莲子、糯米煮粥食用,均具有健脾、益气、补血的功效。

2. 有浮肿、血压升高、头晕心慌和失眠等大脑皮层和植物神经功能失调现象的更年期女性,饮食上应注意以下几点:

(1)摄取足够的 B 族维生素。粗粮(小米、玉米、麦片等)、蕈类(蘑菇、香菇)、动物的肝肾、瘦肉、牛奶、绿叶蔬菜和水果等,均含有丰富的 B 族维生素。特别是维生素 B_1,对神经系统的健康、增加食欲及帮助消化有一定的作用。

(2)减少食盐量。可吃低盐饮食,每天用 3~5 克对利尿消肿、降压均有好处。

(3)禁吃刺激性食物,如酒、可可、咖啡、浓茶以及各种辛辣调味品如葱、姜、蒜、辣椒、胡椒粉等,以保护神经系统。

(4)有条件时吃些安神降压食品。如猪心、芹菜叶、红枣汤、红果制品、酸枣、桑椹等。

3. 有的女性停经后发胖,血胆固醇增高,并有动脉硬化现象。这时,饮食上应注意以下几点:

(1)控制体重。每餐饭不宜过饱,主食适当限制,可多吃些粗粮。不要吃煎炸油腻食及白糖、甜点、含糖零食,少吃水果(糖

第八章 更年期女性饮食调养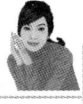

分较高)。可多吃绿叶蔬菜,以补充维生素C、维生素PP,改善血管通透性和增加身体抵抗力,并可阻止动脉硬化的发展,减少肿瘤的形成。

(2)限制胆固醇高的食物,如动物脑、鱼籽、蛋黄、肥肉、动物内脏等,应尽量少吃或不吃。蛋白质食物可用牛奶、瘦肉、鱼虾、豆制品等。最好多吃鱼和豆制品。大豆蛋白中所含的雌激素,可消除紧张、失眠、盗汗等症状;所含的亚麻油酸还具有降低胆固醇的作用。

还应多吃含纤维素丰富的蔬菜。含硼丰富的食物,可减少绝经期女性体内钙的流失,减慢阴道萎缩的进度和骨质疏松。含硼丰富的食物有苹果、花生、核桃、瓜子、葡萄干、豇豆荚以及绿色蔬菜等。少吃甜食和油炸食品。

(3)烹调要用植物油。因为大多数动物油可使胆固醇增高。植物油不仅能促进胆固醇的代谢,还能供给人体多种不饱和脂肪酸,如亚油酯、亚麻油酸、花生四烯酸等。植物油中以葵花籽油、豆油、芝麻油、玉米油、花生油较好。

> **贴心提醒:**
> 1.更年期饮食保健中,要避免烟、酒和咖啡。避免吃过咸的食物和辛辣刺激性食物。
> 2.骨质疏松症是更年期妇女最常发生的疾病之一,年轻时就应该要开始储蓄骨本,以降低更年期时罹患骨质疏松症的概率。
> 3.蜂胶具有促进内分泌功能,改善组织代谢过程,调节自主神经功能的作用。食用蜂胶,可以使妇女更年期综合征减轻或消失,可以有效地改善性功能。

小贴士：

对即将迈入更年期的女性,我们的饮食建议是:

1. 维持理想体重:肥胖是许多慢性疾病的根源,理想的体型不但美丽,也为自己增添安度更年期的自信。

2. 每日吃多种不同的食物,增加营养素的来源。

3. 每日2杯低脂或脱脂奶类及1份低脂乳酪,预防骨质疏松。

4. 每日安排5份蔬果,提供丰富的维生素 C、β 胡萝卜素及纤维质。

5. 每周至少安排三次全谷类或未精制之谷类食品。

6. 减少肉类的选择,每天不超过200克,可以豆制品或鱼类取代。

7. 油脂使用量要节制,以植物性油为烹调用油,每日不超过2汤匙。

8. 减少糖份的摄取:如汽水、冰品、蛋糕、饼干等甜食。

9. 盐的摄取低于6克:不要吃太咸,减少水分积存体内的不舒服。

10. 限制饮酒量。

女性更年食物要选择

当女性到了绝经期前后,常常会出现一系列不适感,统称为更年期综合征。这时,除了心理调节、药物治疗外,可用食物进行调理。

宜选择的食物主要有:

1. 木耳

木耳性平味甘,有黑木耳和白木耳之分,白木耳含有丰富的胶质、多种维生素、氨基酸及丰富的微量元素。中医认为,白木耳

第八章 更年期女性饮食调养

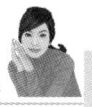

有润肺止咳、生津滋阴、益气和血、补脑强心及补肾的作用,对女性更年期肺肾阴虚、燥热口干、虚热口渴者,食之最宜。黑木耳则有补气作用,更能凉血止血,故更年期月经紊乱尤其是月经量过多,淋漓不止时,尤为适宜。

2. 燕窝

性平味甘,有滋阴润燥、益气养阴、添精补髓、养血止血的功效,是一味清补佳品。对体质虚弱,肺肾阴虚,或表虚多汗的更年期女性,宜常食之。

3. 百合

性平味微寒,有润肺、补虚、安神作用。女性在更年期出现心神失常、虚烦惊悸、神志恍惚、失眠不安者,最宜使用。

4. 莲子

性平味甘涩,有益肾气、养心气、补脾气的功用。适宜女性更年期心神不安、烦燥失眠,或夜寐多梦、体虚带下者食用。

5. 枸杞子

性平味甘,是中医最常用的滋补肝肾的中药,民间也习惯用枸杞子泡茶饮,以调补肝肾。凡更年期女性皆宜食用,对肝肾阴亏、阴虚火旺、头晕目眩、腰酸腿软者,食之颇有裨益。

6. 桑椹

性平味甘、酸、微寒,当5~6月份桑椹呈紫黑色时,更年期女性宜常食些新鲜的桑椹果。女性更年期肝肾阴亏、头晕腰酸、手足心热、烦燥不安、心悸失眠、月经紊乱时,常吃些桑椹,可以收到补肝、益肾、滋阴、养液的功效。虚液退而阴液生,则肝心无火,魂安而神自清宁。

7. 甲鱼

性平味甘,有滋阴作用。肝肾阴虚,或阴虚内热,出现手足心热,或烦热不安,或头昏腰酸、月经紊乱不止,或烘热汗出、舌苔光剥者,最宜食之。

8. 鸭肉

性凉味甘,是一种滋阴清补食品。女性更年期阴虚火旺者食之最宜。

9. 淡菜

性平味咸,有补肝肾、益精血的作用。肝肾阴虚、目眩耳鸣、心悸自汗、月经错乱、腰酸腿软的更年期女性,宜常食之。

10. 牡蛎肉

性平,味甘咸,能养血滋阴,对阴虚内热、烦热失眠、心神不安的更年期者,食之最宜。

11. 蚌肉

性寒味甘咸,有滋阴清热的功用,更年期女性多为阴虚生内热,出现心烦失眠、头晕烘热、心悸易怒、口干自汗、月经紊乱等阴虚火旺之象,服食蚌肉,最为适宜。

12. 乌贼鱼

性平味咸,在妇女更年期,宜常食之,这对月经紊乱、或前或后、或多或少、心烦多汗、阵阵烘热、口干失眠、手足心热等更年期综合征,可以起到滋阴、补虚、养血清热的功效。

13. 阿胶

性平味甘,更年期妇女阴血不足、冲任空虚,出现一系列的症候群。阿胶能滋阴养血、补益冲任,故绝经前后宜常食之。

若用阿胶烊化后,加入炒研的黑芝麻、核桃肉,待冷后切块嚼食,更为适宜。

14. 其他

更年期女性出现肝肾阴虚、内热偏旺的综合征症候群时,还宜服食芝麻、首乌、海参、鳗鲡、蛙肉、龟肉、猪肾、猪心、蜂王浆、西洋参、沙参、当归、藕、食用菌、各种河鱼、新鲜蔬菜、水果等。若兼有肝火偏盛者,还宜吃些菊花、芹菜、马兰头、黄瓜、丝瓜、绿豆、荷叶、蕃茄、菠菜、胡萝卜、菊花、决明子等。

第八章　更年期女性饮食调养

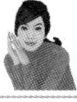

> **贴心提醒：**
> 女性更年期忌吃辣椒、花椒、丁香、茴香、胡椒、芥末、榨菜、葱蒜、烟等刺激性食品；忌喝可可、咖啡、浓茶、白酒等兴奋性饮料；忌食肥肉和各种蛋黄、鱼子、猪脑、羊脑等高脂肪、高胆固醇食物。

小贴士：更年期有益的水果

1. 枣：补益脾胃、养血安神、滋补身体。
2. 核桃：补肾固精，补气养血，温肺润肠，固牙黑发。
3. 荔枝：生津、补气。
4. 桂圆：补益心脾、养血安神、润肤美容。

你的食物是你的药物

人体要健康常寿，除个人生活调节锻炼外，饮食调养也很重要，即所谓"食养"或"食治"。如《千金方》记载："凡欲治疗，先以食疗，既食疗不愈，后乃用药尔。"

均衡从食物中摄取各种不同天然的营养素，可使身体整个代谢循环趋于稳定正常。缓解更年期不适症状，以天然食物当做你的药物，才是最佳、最好、最没有后遗症的顶尖优质新选择。

营养素功能

分类	营养素	功能
松弛情绪的营养素	钙、镁、B族维生素	缓解焦躁不安的情绪，安抚神经，减少焦虑、紧张、暴躁、失眠

续表

分类	营养素	功能
强壮骨头的营养素	钙、镁、维生素D、葡萄糖胺、植物性雌激素	预防骨质流失、补充软骨组织营养、维持骨密度、减少腰酸背痛、减低关节炎及肌肉疼痛、避免五十肩
降脂保心的营养素	多元不饱和脂肪酸、膳食纤维、植物性雌激素	降血压、降血胆固醇、降血酸甘油脂、降血脂、避免心血管疾病（心脏病、动脉硬化、血管栓塞）。
防癌增益的营养素	维生素C、维生素E、植物性雌激素	增加抗氧化能力、抑制癌细胞侵犯及转移
润肤滋养的营养素	维生素A、维生素C、维生素E、植物性雌激素	缓和口干舌燥、眼睛干涩、皮肤搔痒、皮肤知觉减退
健脑增智的营养素	卵磷脂、多元不饱和脂肪酸	增强记忆力、延缓脑部的退化

营养素来源

营养素	食物来源
钙	牛奶、鱼类、豆类
镁	绿色蔬菜、全谷类、豆类、坚果类、海鲜
B族维生素	酵母、健素糖、小麦胚芽、全谷类、豆类、牛奶、动物肝、肉类
维生素C	深绿色蔬菜、柑橘水果类
维生素A	鱼肝油、牛奶、干酪、蔬菜、胡萝卜
维生素D	鱼肝油、肝脏、蛋黄、牛奶、蕈菇类
维生素E	深绿色蔬菜、小麦胚芽、胚芽油、肝、肉、豆类
葡萄糖胺	甲壳类动物的壳

第八章　更年期女性饮食调养

续表

营养素	食物来源
植物性雌激素	亚麻仁、黄豆、北美升麻、红花苜蓿、当归、枸杞子、女贞子、银杏、蜂胶
膳食纤维	蔬菜水果、蒟蒻、糙米
多元不饱和脂肪酸	深海鱼类、植物油

更年期饮食调理方法

症状	饮食调理方法
热潮红、心悸、失眠	1. 多选择豆类、五谷杂粮、牛蒡等富含植物雌激素的食物 2. 减少红肉类的摄取 3. 避免喝咖啡
阴道干涩、发炎	乳酪（活菌）可保护阴道，减少感染
频尿、尿失禁、尿道感染	1. 避免饮用大量的水分，特别是睡前 2. 少吃水分含量高及利尿的水果：如西瓜 3. 少喝酒及含咖啡因（咖啡、茶、可乐）的饮料 4. 蔓越莓可预防尿道感染
骨质疏松	1. 每日至少两份奶类食品 2. 多摄取富含钙质的食物 3. 摄取大豆类食品 4. 避免过量的高蛋白物使骨质流失增加 5. 减少咖啡、酒的摄取，预防骨质流失

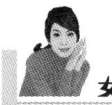

续表

心血管疾病	1.低脂饮食 2.油脂的摄取量中可多选用橄榄油或芥花子油 3.摄取大豆类食品 4.多吃谷类纤维及其他富含纤维的食物
乳癌	1.低脂高纤饮食 2.多选择五谷杂粮类与黄豆类等富含植物雌激素的食物

饮食吃出你的好睡眠

更年期的女性时常被失眠困扰,饮食不仅可以维持每日生活所需的营养,还能帮助更年期女性摆脱失眠的烦恼。

1.含色胺酸的食物

色胺酸(一种必须氨基酸)是天然安眠药,它是大脑制造血清素的原料。血清素这种神经传导物质能让人放松、心情愉悦,减缓神经活动而引发睡意。

所以想有一夜好睡眠,睡眠专家建议睡前不妨吃点碳水化合物的食物,如蜂蜜全麦面包或水果。

2.富含B族维生素的食物

维生素B_2、维生素B_6、维生素B_{12}、叶酸及烟碱酸,都有助于睡眠。

维生素B_{12}有维持神经系统健康、消除烦躁不安的功能。维生素B_6可以帮助制造血清素,而且它和维生素B_1、维生素B_2一起作用,让色胺酸转换为维生素B_3。医学上,维生素B_3常被用来改善因忧郁症而引起的失眠。

B族维生素丰富的食物,包括酵母、全麦制品、花生、胡桃、蔬菜,尤其是绿叶蔬菜、牛奶、动物肝脏、牛肉、猪肉、蛋类等。

第八章 更年期女性饮食调养

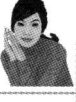

3.富含钙和镁的食物

钙质摄取不足不仅会增加罹患骨质疏松症的危险,也可能让你睡不好。钙质摄取不足的人,容易出现肌肉酸痛及失眠的问题。

钙和另一种矿物质镁并用,成为天然的放松剂和镇定剂。人体内的镁含量过低时,会失去抗压能力。

每天固定喝2杯牛奶,钙的摄取量就不会缺乏,不喝牛奶的人,多吃带骨小鱼、绿叶蔬菜及豆类来补充。别忘了,适量摄取维生素C可以帮助钙质吸收。

从香蕉及坚果类中可以摄取镁,偶尔吃点巧克力也不错,但不要过量。

小贴士:可以偷走你睡眠的食物

1.丰盛、油腻的晚餐

好不容易赶完一份企划案,谈成一笔生意,下班后吃顿大餐犒赏自己,虽然是满足了口腹,却也可能造成夜晚失眠的惨剧。

晚上吃得太多,或吃进高脂肪的食物,会延长消化时间,因此导致夜里无法好好睡一觉。

聪明的做法,是把最丰盛的一餐安排在早餐或午餐,晚餐则吃得少一点、清淡一点,最好选择一些低脂但含有蛋白质的食物,例如鱼类、鸡肉或是瘦肉。这种吃法还有一个好处,就是避免发胖。根据研究发现,每天早上摄取的热量,最能被身体有效利用。

2.含咖啡因的饮料或食物

放眼望去,各式连锁咖啡店,一间间地占据上班大楼林立的街道。每天埋首工作堆中的上班族,一早先来杯咖啡驱除睡意,下午再一杯提振精神,晚上三五好友约会,还是在咖啡店里泡着。

咖啡因会刺激神经系统,使我们的呼吸及心跳加快、血压上升、精力充沛,会影响人获得充分休息的深睡。

早晨来杯咖啡或茶,或是午后喝罐可乐,也许能振奋精神。但是,一些对咖啡因敏感的人,即使只是在下午喝杯热可可,就足以让他们在午夜辗转难眠。

3. 酒精

很多人会靠着喝酒来让自己好睡,但是,睡前小酌一杯,付出的代价可能是睡眠无法持续,一个晚上醒来好几次,或是隔天起来,觉得精神状况糟透了。

服用安眠药的人也不宜喝酒。

4. 产气食物

肚子胀满了气,令人不舒服也睡不着。那少吃一些"产气食物"。

可能导致腹胀气的"产气食物"包括:豆类、包心菜、洋葱、绿花椰菜、球芽甘蓝、青椒、茄子、马铃薯、地瓜、芋头、玉米、香蕉、面包、柑橘类水果、柚子和添加山梨糖醇(甜味剂)的饮料及甜点等。

5. 辛辣的食物

辣椒、大蒜及生洋葱等辛辣的食物会造成某些人胃灼热及消化不良的情况,进一步会干扰睡眠。

更年期便秘饮食疗法

便秘是严重危害更年期身体健康的常见病症,除了进行正常的治疗外,利用饮食疗法也能收到很好的功效。

1. 生活规律,餐前饮水

平时日常生活中适量多饮水,可每日清晨空腹喝淡盐水或蜂蜜水、果汁、菜水等。

2. 多吃果菜,润肠通便

充分的纤维素能使粪便排出时间加速。水果和青菜不仅含

第八章 更年期女性饮食调养

纤维素和维生素,同样还因为水分充分使排便通畅。

3. 常吃粗粮,喝奶饮蜜

日常生活中人们吃粗粮比较少,粗粮是维生素 B 含量丰富的食品,如豆类、酵母、粗粮等,可增强肠道的紧张力。此外还应经常食用酸牛奶、蜂蜜等利便食物。

4. 对症食疗

(1)对痉挛性、阻塞性便秘,应少食香料,避免刺激。更年期后由于代谢机能衰退,结肠直肠开始萎缩,肠道黏液分泌减少,如膳食中香料太多,纤维素太多,可引起痉挛性便秘,对此类患者,膳食中应避免刺激性食物,如酒、浓茶、咖啡、辛辣的调味品和各种香料等,少吃含植物纤维素多的多渣食物,如生水果及干果类食品,慎用易使腹部胀气的物质如蔗糖、萝卜等,而应给以少渣的半流质饮食。

(2)对无力性便秘,建议选择多渣膳食,多用食油。若纤维素过少,膳食中蔬菜和水果缺乏,饮水不足,脂肪量不够,又可导致无力性便秘。对此类思考则应采用多渣膳食,以增进肠蠕动,如加青菜、水果、糙粮、生拌凉菜类;也可在膳食中增加洋粉菜肴,以利粪便软化;多食用含维生素 B_1 丰富的食品,如麦麸水、果汁、豆制品等,每日晨起空腹喝1~2杯淡盐水,晚睡前喝一杯红茶菌液,可促进排便;适当多用些植物油,可以润肠通便;经常适量吃些产气食品,如蜂蜜、洋葱、黄豆、生黄瓜、生土豆汁等。

> **贴心提醒:**
> 便秘患者除了生活中注意饮食调养外,也不可放松对疾病的积极治疗。

更年女性食疗保健粥

1. 治疗月经不调的保健粥

（1）益母草汁粥

鲜益母草汁10克,鲜生地黄汁40克,鲜藕汁40克,生姜汁2克,蜂蜜10克,粳米100克。先以粳米煮粥,待米熟时,加入上述诸药汁及蜂蜜,煮成稀粥即成。每日2次,温服。病愈即停,不宜久服。煮制时宜用沙锅,不宜用铁锅。凡大便溏薄者、脾虚腹泻者忌用。吃粥期间应忌葱白、薤白、韭白。

此粥滋阴,养血,调经,祛瘀,解渴,除烦。适用于女性月经不调、功能性子宫出血、产后血晕、恶露不净、瘀血腹痛以及吐血、衄血、咳血、便血等。

（2）牡丹花粥

牡丹花（阴干者）6克（鲜者10~20克）,粳米50克,白糖适量。先以米煮粥,待粥一二沸后,加入牡丹花再煮,粥熟后入白糖调匀即可。空腹服,每日2次。

养血调经。适用于女性月经不调、经行腹痛。

（3）红花糯米粥

红花10克,当归10克,丹参15克,糯米100克。先煎诸药,去渣取汁,后入米煮作粥。每日2次,空腹食。

养血活血调经。适用于月经不调而有血虚、血瘀者。

（4）艾叶粥

干艾叶15克（鲜者30克）,南粳米50克,红糖适量。艾叶煎取浓汁去渣,与粳米、红糖加水煮为稠粥。月经过后3天服,月经来前3天停。每日2次,早晚温热服。

温经止血,散寒止痛。适用于女性虚寒性痛经、月经不调、小腹冷痛等。凡阴虚血热者不宜服用。

第八章 更年期女性饮食调养

(5)益母草煮鸡蛋

益母草30克,鸡蛋2个。将上2味加水适量同煮,鸡蛋熟后去壳,再煮片刻即可。月经前每日1次,连服数日,吃蛋饮汤。

补血调经。适用于月经先期有胸腹胀痛者。

(6)芹菜益母汤

芹菜250克,益母草50克,鸡蛋2个,油盐适量。将上3味加水适量同煮汤,加油、盐调味。每日分2次食,食蛋,饮汤。

补血调经。适用于月经不调。

(7)月季花汤

月季花3~5朵,黄酒10克,冰糖适量。将月季花洗净,加水150克,文火煎至100克,去渣,加冰糖及黄酒适量。每日1次,温服。

行气活血。适用于气滞血瘀、闭经、痛经诸症。血热、血虚者忌用。

2.治疗闭经的保健粥

(1)兰花粥

泽兰30克,粳米50克。先煎泽兰,去渣取汁,入粳米煮作粥。空腹食用,每日2次。

活血,行水,解郁。适用于女性经闭、产后淤滞腹痛;身面浮肿、小便不利。

(2)桃仁粥

桃仁10~15克,粳米75克。先把桃仁捣烂如泥,加水研汁去渣,同粳米煮为稀粥。空腹食,每日2次。

活血通经,祛瘀止痛。适用于女性瘀血停滞而引起的闭经和痛经以及产后瘀血腹痛、跌打损伤、瘀血停积诸症。

桃仁有小毒,用量不宜过大,孕妇及便溏病人不宜服用。

(3)当归煮鸡蛋

鸡蛋2只,当归9克。将当归加水3碗,放入煮熟去壳又用针刺十余个小孔的鸡蛋,煮汤至1碗即成。每日服2次,吃蛋,饮汤。

补气血,调经。适用于血滞气型闭经。

(4)川芎煮鸡蛋

川芎8克,鸡蛋2个,红糖适量。将川芎、鸡蛋加水同煮,鸡蛋熟后去壳再煮片刻,去渣加红糖调味即成。每日分2次服,每月连服5~7剂。吃蛋饮汤。

活血行气。适用于气血瘀滞型闭经。

(5)姜丝炒墨鱼

生姜50~100克,墨鱼(去骨)400克,油、盐适量。将姜切细丝,墨鱼洗净切片,放油、盐同炒。每日2次,佐膳。

补血通经,益脾胃,散风寒。适用于血虚闭经。

(6)天香炉煲猪肉

天香炉30克,猪瘦肉100克,食盐适量。将猪瘦肉切成块,再与天香炉一起加水适量煲汤,用食盐调味即成。每日2次,食肉,饮汤。

祛风化湿,活血通经。适用于闭经。

3. 调理女性更年期综合征的保健粥

(1)甘麦大枣粥

小麦50克,大枣10克,甘草15克。先煎甘草,去渣,后入小麦及大枣,煮为粥。空腹食,每日2次。

益气、宁心安神。适用于女性脏躁,症见精神恍惚,时常悲伤欲哭,不能自持或失眠盗汗、舌红少苔、脉细而数。

(2)合欢花粥

合欢花(干品)30克(鲜品50克),粳米50克,红糖适量。将合欢花、粳米、红糖同放入锅内,加清水500克,用文火烧至粥稠即可。于每晚睡前1小时空腹温热顿服。

安神解郁,活血,消痈肿。适用于忿怒忧郁、虚烦不安、健忘

第八章 更年期女性饮食调养

失眠等症。

(3) 益智仁粥

益智仁 5 克,糯米 50 克,细盐少许。将益智仁研为细末,再用糯米煮粥,然后调入益智仁末,加细盐少许,稍煮片刻,待粥稠停火。每日早晚餐温热服。

补肾助阳,固精缩尿。适用于女性更年期综合征以及老年人脾肾阳虚、腹中冷痛、尿频、遗尿等。阴虚血热者忌服。

(4) 糯米灵芝粥

糯米、灵芝各 50 克,小麦 60 克,白砂糖 30 克。将糯米、小麦、灵芝洗净;再将灵芝切成块用纱布包好,放入沙锅内,加水 1 碗半,用文火煮至糯米、小麦熟透,加入白砂糖即可。每日 1 次,一般服 5~7 次有效。

养心,益肾,补虚。适用于女性心神不安。

(5) 萸肉粥

山萸肉 15 克,糯米 50 克,红糖适量。将上 3 味同放入沙锅,加水 450 克,用文火烧至粥稠即成。每日晨起空腹温热顿服 1 次。10 天为一疗程。

补益肝肾,收敛固涩。适用于女性更年期综合征以及肝肾虚所致的腰膝酸痛。

(6) 枣仁粥

酸枣仁 30 克,粳米 60 克。洗净酸枣仁,水煎取汁,与粳米共煮成粥,每日 1 剂,连服 10 日为 1 个疗程。

适用于更年期精神失常,喜怒无度,面色无华,食欲不振等症。

(7) 黑木耳红枣粥

黑木耳 30 克,红枣 20 枚,粳米 100 克,冰糖 150 克。木耳水发后撕成小块,红枣沸水泡后去核切丁,加糖渍 20 分钟,木耳与粳米熬成粥,调入枣丁,加上冰糖,再煮 20 分钟即可。佐餐食用。

适用于更年期体虚无力,贫血,白带增多及高血压眼底出血等症。

(8)莲子百合粥

莲子、百合粳米各30克同煮粥,每日早晚各服1次。

适用于绝经前后伴有心悸不寐、怔忡健忘、肢体乏力、皮肤粗糙者。

(9)赤豆薏苡仁红枣粥

赤小豆、薏苡仁、粳米各30克,红枣10枚,每日熬粥食之。1日3次。

适用于更年期有肢体水肿、皮肤松弛、关节酸痛者。

(10)生地黄精粥

生地、制黄精、粳米各30克,先将2味水煎去渣取汁,用药汁煮粳米粥食之。每日1次。

适用于头目昏眩、心烦易怒、经血量多、面色晦暗、手足心热等。

第九章 更年女性：身，能不老就不老

第九章

更年女性：
身，能不老就不老

妈妈为家庭牺牲奉献多年，等到孩子大了，经济稳了，时间多了，正要享受人生的黄金期时，冷不防，更年期却悄悄地带来了困扰，尤其是年轻时操劳越重的，对身体的损耗越多，困扰也越大。

希望普天下伟大的妈妈们，在爱你家人的同时，也要多爱自己，把身体保养的好好的、美美的，避免损耗过多。

运动是最好的保养品之一。运动可以预防骨质疏松，避免慢性病痛，增强体魄。今日多一分的投资，明日便有多一分的收益。

天下的妈妈个个伟大，我们祝福妈妈人人健康，尤其是进入更年期的妈妈，应该更有资格享受有钱有闲的黄金时光，不应该让身体的病痛困扰。从现在起，多做些运动，让妈妈的健康带来全家人的幸福。

生活有节，起居有常

常言道"生活有节，起居有常"，这虽是一句极普通的健康谚语，但含有深刻的哲理。人体任何一种生命活动无不具有规律性，不过有的很明显，有的不很明显。例如，女性月月来月经，规律性很明显；但血压白天高、晚上低，体温早晨低、傍晚高，规律不

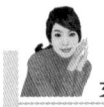

通过测量难以发现。如果能按照规律有计划地安排学习、工作和生活,对身体健康是有益的。

更年期生理功能日益减退,更应保持生活有节、起居有常的生理规律。

1. 早睡早起、定时起居

(1)每晚保证 7~8 小时睡眠。有条件者,午餐后再睡半小时到 1 小时。

(2)晚间不宜看惊险悲惨的电视或电影。

(3)按时定量用餐,注意避免过饥过饱,特别是晚间不能饮用浓茶或咖啡。

(4)养成按时排便的习惯,更年期容易便秘,不按时排便可加重便秘。

(5)按时上班工作或学习,不要过度疲劳。

(6)定时有计划地进行体育锻炼或体力劳动。

(7)根据个人爱好,适当地参加一些松弛精神和体力的活动,如读书、养鸟、栽花、下棋等。

2. 合理安排工作和休息

更年期做到劳逸结合,积极休息。

一般而言,工作繁忙的人容易度过更年期,对更年期症状耐受性好。适当参加体力劳动者较脑力劳动者容易耐受,即使出现症状也比较轻。因此,工作安排上要适当限制劳动时间,不宜连续工作,不应过度紧张,劳动强度不宜过大。

所谓积极休息,是指在持续一段时间的工作、学习或劳动之后,做一些放松的活动。换句话说,采用脑力劳动和体力劳动相交替的工作、休息方式,如在办公室做文字工作的,可停下来做些伸腰、远眺动作,从事繁重体力劳动者可作短暂闭目养神。一般认为,进入更年期以后,每天工作或学习以 6~8 小时为宜。每 1~2 小时应休息 10~15 分钟。

第九章　更年女性：身，能不老就不老

3.安排好居室小环境

环境与更年期健康的关系也十分密切。比如晴朗的天气,清新鲜的空气,赏心悦目的生活环境可使人性情愉快,身心舒畅,健康长寿。

同样道理,居室小环境对健康也是有影响的。人的一生大约有1/2～2/3的时间是在家里度过的。由于更年期心理上的剧烈变化,对外界环境的适应有不同程度的降低,喜欢安静怕吵闹,喜欢舒适整洁,讨厌杂乱无章。因此,应尽量使住房达到通风好、采光好、温度和湿度适宜,房内陈设简单、整洁、舒适、大方。

小贴士:三个半分钟与三个半小时

1.三个半分钟:

(1)醒过来不要马上起床,在床上躺半分钟;

(2)起来后坐半分钟;

(3)两条腿垂在床沿再等半分钟。

经过这三个半分钟,不花一分钱,脑缺血没有了,心跳也很正常,还减少了不必要的猝死,不必要的心肌梗死,不必要的脑卒中。

2.三个半小时:

(1)早上起来活动半小时,打打太极拳,走走路,跑跑步。或者进行其他运动,但要因人而异,运动适量。

(2)中午睡半小时,这是人体生物钟需要。中午睡上半小时,使血压有了个低谷,可以保护心脏;下午上班,精力特别充沛。

(3)晚上6～7时慢步行走半小时。

中老年人晚上睡得香,可减少心肌梗死、高血压发病率。

每天花十二分钟健身

没时间运动吗?

爬楼梯是个既快又有长期效益的运动。每位女性一天只需活动12分钟(可以分几次,每次不少于2分钟),不到2个月,身材就会变好,血中胆固醇降低,心血管疾病的概率可减少33%。

> **贴心提醒:**
>
> 垂直运动不只是爬楼梯而已,还包括下面几项:
>
> 1. 爬小山丘。膝关节不好的人,下山要小心。
>
> 2. 爬楼梯健走。对锻炼肌肉骨胳很有帮助,每次只要花很少时间就可做完。如果有心脏、关节、平衡问题,先去询问医师。
>
> 3. 找个斜坡。例如,一个公园的小坡,或一个爬坡道。试着在上坡时维持一定的速度。如果不能维持和平地一样的行走速度,就慢下来;下坡时为了避免膝盖可能的伤害,步伐要变小。

更年妈妈家庭健身操

妈妈健身操,除了运动本身可以有助于高血压、糖尿病、心脏病、肥胖等的预防和治疗外,对筋骨关节的伸展,肌肉力量的强化,平衡协调的改善,也有很好的效果。

家里就是健身房,做个健康快乐的妈妈,营造幸福美满的家庭。

1. 厨房的妈妈抬抬脚,屈膝动踝久久站

有健康概念的妈妈,自己为家人做饭,厨台前站太久,容易腰

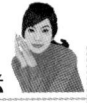

酸脚麻。可以准备一矮凳搁脚,或时常抬抬脚,转转踝关节,尽量配合着节拍,微弯着膝,让身体重心在两脚间规律移动,是很好的厨房妈妈操。

2. 客厅的妈妈转转手,提肩弯肘姗姗姿

有整洁概念的妈妈,客厅整理得窗明几净,地板拖得一尘不染,但也因此容易肩酸手麻,平时多学会放松,以最佳的效率做事。但也要多做上肢的运动,如弯起手肘,由下往上划半圆弧线,掌心向上,好像花开一朵;另一手,掌心向下,相反地向下划弧,代表花谢,这交互地转动手臂上下,状似花开花谢,好像跳舞一般婀娜多姿,是很好的客厅妈妈操。

3. 卧室的妈妈扭扭腰,缩肚摆臀爸爸乐

有美丽概念的妈妈,卧室是最好的保养厂,不管平时有哪不舒服,进了卧室休息,出来又是一只花艳的蝴蝶。就算为减肥塑身,需要缩肚摆臀,任何姿势,床都是最安全的场所。

4. 全家的妈妈抱抱胸,抬头劈腿时时动

有家庭概念的妈妈,她像桶箍,把全家大小抱在一起。她的健康是一家人的幸福,所以必须时时运动,从头到脚,以保持最佳的身心。这个动作,双手抱胸,挺腰抬头,双脚劈开,做左右弓箭步,可以强化全身的肌肉群,象征全家的守护神,是很好的全家妈妈操。

走路是世界上最好的运动

阳光、空气、水和运动,这是生命和健康的源泉。你要想得到健康,就离不开阳光、空气、水和运动。奥林匹克运动的故乡——古希腊的山岩上刻了这样的字句:"你想变得健康吗?你就跑步吧;你想变得聪明吗,你就跑步吧;你想变得美丽吗?你就跑步吧。"这就是说跑步能使人健康,使人线条好。

那么,什么运动最好?

世界上最好的运动是走路,而不是高尔夫球、保龄球、游泳,因为人类花了300万年,从猿到人,整个人的身体结构是步行进化的结果,所以人体的解剖和生理最适合步行。

1.一次步行3千米30分钟以上。

2.1周最少运动5次。

3.运动的适量:过分运动是有害的。那么,什么叫适量?有氧代谢,就是运动到你的年龄加心跳等于170,如你现在50岁,可运动到心跳120,加起来是170。如果身体好,可以多一些;身体差可以少一些。步行运动量力而行。

贴心提醒:

1.除了步行,还可练习太极拳。

2.步行时,要注意如下几点:

(1)别贪久贪快,注意定时定量。

(2)多想步行的边际效应,如减肥、健康等。

(3)生活尽量规律,配合饮食。

(4)感觉身体不适,不要勉强而为。

(5)增加过程中的乐趣,如边走边观赏大自然的变化,或者带随身听边听音乐边走路。

(6)不时改变路线,尝试发现新大陆。

小贴士:

女性频繁进行剧烈的身体活动,可能会增加更年期后患卵巢癌的危险。

越动越快乐,越动越聪明

运动对身体的好处,几乎所有的人都能朗朗上口。许多人为

第九章　更年女性：身，能不老就不老

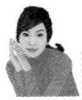

了减肥、健身而运动,但是有越来越多的人发现,运动所带给他们的,不再只是窈窕的身材,或强壮的肌肉。有人在运动中找到生命的意义,有人在运动中化解了心中忧虑,成功的企业家靠运动训练纪律,寻找创意的艺术家靠运动激发灵感,失意的人因运动而再度恢复了自信。

运动,似乎不只关乎汗水和体能,更关乎我们的大脑与情绪。"我几乎把运动当作纾解压力的处方。"有人如是说:"慢跑是我处于更年期时最好的朋友,完全独处,边跑边跟自己说话,厘清很多思绪,一些负面的情绪因为流汗,都被排掉了。"

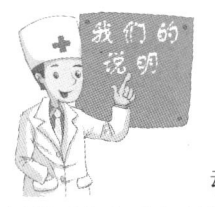

1. 越动越快乐

运动可以影响一个人的心情,不管是在运动时或运动后,也不管形态是多久、多激烈、多频繁,运动对心理与身体都有许多好处。这些好处包括:

(1)纾解压力:运动可以减轻压力,并且提升个人从压力中恢复的能力。

(2)产生好心情:运动之后通常会让人心情好起来,这可能有几个原因,包括身体上的反应(活力增加了)、知觉上的反应(自信提升了)与情感上的反应(负面情绪与想法减轻了)。

不管是哪几个因素造成的,似乎可以很清楚的看到,运动对于消除焦虑与激发好心情都有正面影响。

(3)减轻忧郁:整日坐着不动的人,罹患忧郁症的机会是经常运动的人的2倍。美国健身协会运动学者科顿指出:

"当人们开始改变他们的身体,并且变得更好看,他们就会感到一种可以自我控制的感觉,无助感与沮丧也因此随之消除。当我们运动时,我们会对身体有更敏锐的感觉,这种敏锐的感觉

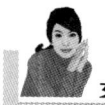

会洗涤忧虑的情绪,让心情变得好一点。"

2.越动越聪明

"你认为你只能站着思考吗？如果你想当个诗人,就要能边走边思考……"的确,如果你想要变得更有创意或思路更清晰,运动可以说是灵感的催化剂。科学家已经找出创意、思考与运动之间的关联性。运动对大脑有以下的好处：

(1)让人思考更清晰：运动可以扫除心中的烦绪,提高清晰思考的能力,更有效地执行一些用脑的工作。

(2)增强短期记忆：运动可以复苏大脑,改进短期记忆力。

(3)促进脑细胞发展：规律的运动可以刺激脑细胞的生长,新的脑细胞负责学习与记忆。运动还可以延长现有脑细胞的寿命。

(4)增加创意：运动可以激发创意。

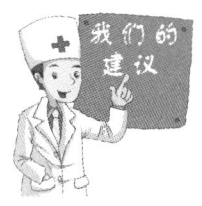

处于更年期的女性应该坚持运动。

1.伸伸懒腰,做个深呼吸运动,补足身体所需的氧气,也可以达到提神效果。

2.慢跑、慢走、游泳等,可以调整自律神经,使气血舒畅。

3.爬楼梯,然后回到办公室静坐,闭目养神取代午睡。

4.爬山能够接近大自然,呼吸新鲜的空气。

贴心提醒：

运动不是一定非要到累才能达到效果。如果你觉得很累,就应该减少运动量,并调整运动的方式。量力而为,才能持续将运动成为生活的一部分。

第九章 更年女性：身，能不老就不老

小贴士：生病也可以运动

美国有一位运动生理学家曾说,如果世界上有一种药,吃了身体就会很健康,这种药的名字就叫做运动。

1．高血压患者

(1)尽量选择有氧的运动项目

(2)做上肢运动时,避免太过激烈而引发血压急速升高。

(3)不要憋气、呼吸要正常。

(4)不要长时间举重物。

2．心脏病患者

不要太喘,以免缺氧或引发心肺功能突然障碍。

3．气喘病患者

(1)注意运动不要太过激烈,以免引发支气管痉挛。

(2)运动时,要用鼻孔而不要用嘴巴呼吸。

(3)要吸入温暖而且潮湿的空气,避免在寒冷、干燥或高湿之环境下运动。

4．糖尿病患者

(1)运动前,最好先进行运动能力测验,同时观察心肺反应、血糖变化与血压是否正常,选择适当强度的运动。

(2)运动中特别注意血糖的变化,不要空着肚子去运动,最好运动时间是饭后1.5～2小时之后。

更年女性跳舞跳出健康来

每天早上外出散步时,都能看到有不少的人聚集在一起学练跳舞,有些更年期女性的舞姿还十分优美,她们通过舞蹈来调节身体。

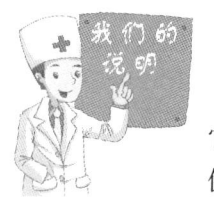

跳舞是一种集运动和娱乐于一身的活动,它不仅能增进友谊,增加交流,还能促进身心健康。跳舞时,悠扬的舞曲伴你翩翩起舞,乐曲的节奏使你充满活力。优美的轻音乐使人感到心旷神怡、悠然自得,不但使你的精神愉快,增加食欲,恢复体力,消除疲劳,有助睡眠,还能治疗许多疾病(如精神忧郁症等),并有明显降低血压,减轻或治愈临床症状的作用。

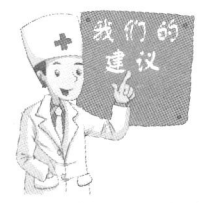

适合中老年人的舞蹈以慢步和中步为好,少跳快三。

小贴士:聪明女人健康好习惯

1. 头发湿的时候不要睡觉,以免引起头痛。

2. 缓解眼睛疲劳的最佳方式是让眼睛休息。

3. 眼睑是眼睛最好的按摩师,特意眨眼并转动眼球10次,一天重复若干次,有助于清洁眼球并能缓解眼部疲劳。

4. 每次刷牙的时候,别忘了轻柔地刷刷舌头。

5. 走路是最简单、最省钱的心肺功能训练,每次持续大步走20~30分钟,一周至少2次。

6. 当你吃西红柿或者苹果的时候,大嚼特嚼吧!咀嚼也能锻炼肺活量呢。

7. 腋窝是血管、淋巴、神经最多最丰富的地方,平时要有意识地多多自我按摩腋窝区域,促进血液循环,使各器官充分得到养分和氧气的交换。

第九章　更年女性：身，能不老就不老

8. 大笑吧！因为大笑的时候肚皮会震动,这对肠子有很好的按摩作用,能帮助消化,让你远离便秘之苦。

9. 不要为了减肥而过度节食,以免造成营养供应严重不足,导致内分泌失调。

10. 洗澡后,坐在床沿边,拿个小镜子观察外阴皮肤,如果发现有深色或者浅色的斑点、小凸起等以前没有的东西,应该去看妇科。

11. 千万不要憋尿。

12. 站立的时候,应该让身体的重量平均分散在双腿上。

13. 看电视的时候,可边看边做些运动。

14. 穿合成纤维与棉花混合的袜子对双脚的健康更有利。

15. 如果你的双脚是柔软的,说明你的神经末梢循环良好。经常按摩双脚,特别是脚趾与脚背、脚趾与脚心连接处。

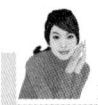

第十章
更年期不代表美丽终结

更年期并不代表美丽的终结——

猛踩油门，一路飙车，来到四十几，赫然煞车。

天啊，沿途错过多少美景。孔子说四十不惑（他指的是男人），我说女人四十一枝花。活过一万多个日子，如果按目前女性平均寿命算来，四十几的女人还要活一万多天。这时的女人正好是夏天下午2点的太阳，熟透了的果子……

的确，她们已不是花样年华的"美眉"了。但是，一股女人四十几当道的风潮，正在世界各地火速蔓延。君不见，在欧美娱乐圈，经过多次调查证明"姜是老的美"，票选出来的最性感美艳女星，名列前茅的大都是四十几岁的"中年美女"。

过去，四十几岁的女性，被喻为"三明治时代"，是最命苦的一群。上有老父老母要奉养，下有青春期子女对抗，中间又有婚姻需要修修补补。在这个关卡，她们的生理状况也开始拉警报，血液循环减缓、激素分泌锐减、肌肉失去弹性、身材走样、头发花白，身体的骨质含量在巅峰后急速下滑……

现在，新一代四十几的女人，给自己重新下了一个定义：身，能不老就不老；心，绝不能老。她们独有的人生观已渐成形，不在生理上永远不老，而在心理上确保年轻。她们知道，生理层面不能阻挡老化摧残；但，在她们的心理字典里没有"老"字。

"老，对我反而是好事。"45岁的林女士说，"我全身上下都是

第十章 更年期不代表美丽终结

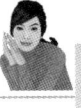

挑战的细胞,一点也不在乎老。我现在有更多时间游泳、运动,做自己喜欢做的事。虽然更年期症状困扰着我,但我会积极面对。"

四十几岁是生命中最美好的时刻。她们从别人的女儿、妻子、母亲,熬到现在,终于可以做自己。来到这个阶段,她们事业有成,经济独立,心理成熟。以前都在照顾人,现在开始注意照顾自己,享受自己想要的人生。

对她们来说,四十几岁就像是一条河的中下游,上游走来湍急飞奔,下游看去平缓无波,错落有致的中下游,最是绝佳的状态。

"这辈子我最满意现在这个时候。"48岁的王女士坚定地说,四十几岁女人的魅力始于自信,此时她的身心最成熟,也最温暖。

贴心提醒:

1. 美丽与年龄无关,悉心调养、保健,更年期也能愉快自在。

2. 保持良好的外在形象(如化一点淡妆)可以增强自信心。

3. 常保持心情愉快,在这种状态下待人接物的时候会表现得很善意。

4. 锻炼会让人体内产生一种"快乐因子",跳舞有助于睡眠。

更年美容挑战年龄极限

女人四十几,是如履薄冰的年纪,一不注意就陷入更年期危机。怎样才能把四十岁过得端丽多姿?

1. 心态开路,饮食护航

更年期是每位女性一生必经的路程,以乐观、健康的态度面对更年期的生活,可以使自己的生活过得更愉快。

不同种类的食物含有不同的营养素,每天饮食的选择必须多样化,摄取量适当,才能维护身体的健康。

2. 营养淡妆,保护肌肤

更年期女性适用的营养性化妆品

类别	说明
珍珠类	即在一般化妆品中添加珍珠层粉。珍珠中含有24种微量元素及角蛋白肽等多种成分,能参与人体酶的代谢,促进再生,起到滋润和调理皮肤的作用
人参类	人参含有多种维生素、激素和酶,在一般化妆品中加入人参成分,可以促进蛋白质的合成和毛细血管血液循环、刺激神经、活化皮肤,起到滋润和调理皮肤的作用
蜂乳类	蜂乳中尼克酸含量较高,能较好地防止皮肤变粗。另外,蜂乳还含有蛋白质、糖、脂类及多种人体需要的生物活性物质,能有效地滋润皮肤
花粉类	花粉中含有多种氨基酸、维生素及人体必需的多种元素,能促进皮肤的新陈代谢,使皮肤柔软,增加弹性,并可减轻面部色斑及小皱纹
维生素类	维生素A可防止皮肤干燥、脱屑;维生素C可减弱色素,使皮肤白净;维生素E能延缓皮肤衰老、舒缓皱纹。一种产品中同时添加几种维生素,如A+D、E+B或E+C效果更好
水解蛋白类	水解蛋白类可与皮肤产生良好的相融性黏性,有利于营养物质渗透到皮肤中,并形成一层保护膜,使皮肤细腻光滑,皱纹减少
黄芪	黄芪含有多种氨基酸,能促进皮肤的新陈代谢,增强血液循环,提高皮肤抗病力,使皮肤细嫩、健美

第十章 更年期不代表美丽终结

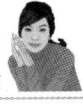

> **贴心提醒：**
> 临近更年期或已进入更年期的女性,美容护理要求能激发自体性激素的分泌,缓解更年期症状,舒缓身心。

小贴士：测测你的肌肤年龄

"年龄"是女人最大的秘密之一,大多数女性被问及年龄时都会狡黠地反问:"你看呢?"这时你就得细细观察了。

年龄有3种:生理年龄、心理年龄和外观年龄。生理年龄即实际年龄。外观年龄落实在一个人的皮肤、身材、姿态、言语上等。对女性来说,测定肌肤年龄是很重要的。

如果肌肤年龄小于实际年龄,说明保养十分成功。若情况相反,就要提高警惕了。现在女性更年期普遍提前,因此,测定肌肤年龄有助于判定女性衰老的速度,以便及时采取措施(如补充激素)来延缓衰老。

你的面部肌肤衰老了吗?

序号	问题	回答 是(1分)	否(0分)
1	皮肤无光泽,用手触摸时较粗糙		
2	脸部毛孔越来越粗,尤以鼻部为甚		
3	眼尾及嘴角出现细小皱纹,笑时更加明显		
4	眼下浮肿形成眼袋		
5	脸上出现黑斑或原来的雀斑加深增多		
6	肌肉松弛、颧骨增高、嘴角似乎有些下垂		

续表

编号	问题	回答 是(1分)	否(0分)
7	出现双下巴		
8	颈部出现皱纹		
9	脸色暗淡、发黄,休息后不易恢复		
10	黑眼圈出现,熬夜后尤其明显		
11	肌肤脆弱,遇冷热刺激出现发红、疼痛甚至脱屑		
12	每次洗完脸,皮肤有紧绷感,一定要擦乳液或霜剂才舒服		
13	洗完脸拍上化妆水,水分立即被吸干或只揉乳液仍不够滋润		
14	平时无保养习惯,亦不做特殊护理		
15	经常蒸脸		
16	不易上妆,涂彩底后,粉与肌肤不易融合,易脱妆		
总　　分			

结果判定:

分数	肌肤年龄	肌肤状况	美容建议
0~2分	24岁以下	你的肌肤处于一生中最佳的健康状态,肌肤本身的新陈代谢及修复能力均非常理想,即便出现一些小毛病,也能迅速修复	要开始注意保养,坚持早晚两次的清洗、保湿、滋润工作,特别注意眼部和嘴角可以开始用眼霜,平时注意防晒,避免熬夜,多吃含维生素丰富的食物,多饮水

第十章 更年期不代表美丽终结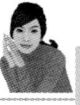

续表

分数	肌肤年龄	肌肤状况	美容建议
3~8分	25~30岁	你的皮肤已开始走下坡路,皮肤水分逐渐减少,容易出现一些小问题,但皮肤本身仍有较强的抵抗力,弹性还不错	这个时期需细心呵护,谨防干燥,除了早晚两次保养外,还需要每周一次的特殊护理(按摩、敷面等),要特别注意保湿,并要时时刻刻防晒,平时可有针对性地进行一些食补,多吃蔬菜水果,化妆以淡妆为宜
9~12分	30~35岁	你的肌肤弹性和保湿性已明显衰退,由于结婚、生育的影响引起内分泌的变化,激素分泌容易紊乱,皮肤易出现皱纹黑斑等现象	除了30岁以前的皮肤保养,可以开始用防皱霜,特别在晚间,可配合使用高营养的晚霜,并定期做特别的护理。另外同样需要防晒及避免熬夜
12分以上	35岁以上	你的肌肤已经恶化,皮肤敏感,透明感消失,呈现干燥状态,皱纹及黑斑也爬上了你的面颊	继续30岁以前的保养,除保湿以外,也要注意补充油分,注意按摩及营养性敷面,最好每月做一次精华素导入。同时,注意饮食,多摄入高蛋白、高维生素食物,并加强锻炼,保持宽容、乐观的心态

早晚十分钟为美丽加油

早晨起床后和晚上临睡前静静地按摩10分钟,长期坚持就会有意想不到的惊喜。

1. 搓双手

起床后和睡觉前先安静一会儿,坐、躺、站均可,双手手掌相对搓擦。人的手掌上穴位密布,经络和全身相通,搓擦双手,就相当于给全身进行按摩。

2. 干浴面

用双手掌从上至下、从里向外缓缓擦面,默想让脸部皱纹打开,面色红润,这个动作重复20次。久而久之,可以使人的面部皮肤细嫩,面色红润,起到延缓衰老的作用。

3. 干梳头

由前至后,由两侧向头顶百会穴,用双手十指梳理头部皮肤,用力应稍重,指尖要接触到头皮,坚持做50次以上,只要用心去做,很快就会觉得神清气爽。如能持之以恒,此法可治疗神经衰弱、头晕、头胀、偏头痛等,还有助于改善发质。

4. 搓耳朵

双手分别搓捏两耳廓和内外部,有痛点处为捏的重点,从上到下要全部搓摩,在耳垂处手法不妨重一些,以搓热搓红为度。常做耳部按摩,有强肾之功。肾是生命之本,肾强则体健,体健则容颜红润有光泽。

5. 拍打头部

用双手拍头,由轻及重地拍打,这一动作可随意去做,只要感觉放松,舒适即可。如果是早晨起床后,拍打头部后最好再按摩一会儿颈部,然后舒展肢体,前后左右摇头、扭腰,动作要柔和、缓慢。最后深呼吸3次。如果是晚上临睡前,拍打头部后可以凝神

第十章 更年期不代表美丽终结

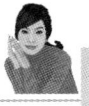

静气、调匀呼吸,把一天的烦忧抛在脑后。最好用热水泡一下脚,给疲倦的身体解解乏。还可以温水洗脸,略施一些滋润肌肤的保养霜,然后上床入睡。

小贴士:十种延缓肌肤衰老的方法

1. 了解自己肌肤。必须先了解皮肤的性质,才能有针对性地选择护肤品。

2. 体贴细嫩的肌肤,不要用粗糙的毛巾用力擦脸。

3. 果酸令肌肤更具活力。使用含有果酸精华的护肤品,会令你的肌肤更具活力。

4. 悉心隔离防晒。

5. 多做有氧运动。运动不仅有益于身体健康,而且对肌肤保养也有好处。

6. 为肌肤"食疗"。你的食谱中应包括一些粗纤维食物,这类食物对你的皮肤保持良好状态起着重要的作用。

7. 调整好睡眠时间。充足的睡眠是年轻肌肤的天然美容秘方。

8. 学会放松心情。压力和忧虑会造成内分泌紊乱,易使皮肤出现各种炎症。

9. 摒弃不良习惯。斜视或皱眉都会令你过早出现细小的皱纹。

10. 不要吸烟。

更年期女性护肤四部曲

1. 清洗面部

重视皮肤的清洁卫生,早晚要认真清洗面部,尤其是晚上,有条件可用洗面奶或蛋清进行按摩清洗。汗毛重或毛孔粗的皮肤,则可用面膜洁肤,每周1~2次。也可以用蒸气洁肤,每周1~2次。

皮肤干燥的人或者在秋冬季节,晚上可用晚霜进行保养,以增加皮肤的光泽和弹性。加盐清洗对干燥型皮肤有很好的作用。具体方法是:将1/4茶匙精盐溶于一杯肥皂水中,把棉团在这种液体中浸湿,用它以画圈动作在脸上擦洗2~3分钟,然后先用热水后用冷水洗脸。

2. 面部按摩

养成面部按摩的习惯,以促进血液循环和新陈代谢。自我按摩前应洗净皮肤,最好是在按摩前用热毛巾敷面,时间为2~3分钟,热敷能促进角质脱落,扩张毛孔,有助于更好地吸收营养霜。按摩时手法要轻,不要推挤皮肤,顺序是从前额中部到鬓角,从眼外角沿下眼皮到眼内角,从鼻梁到唇部,从唇部到面颊,从面颊到颈部。对皮肤松弛和皱纹明显的部位要着重按摩。

3. 湿热敷

先把皮肤洗净,将一条毛巾或一块绒布叠成几层,用热水浸湿,水温不能低于38℃~40℃,在脸和颈部敷15分钟左右。

敷料可用山楂、人参、洋甘菊、鼠尾草、薄荷配制而成,对干燥型皮肤有较好的滋润作用。

4. 防皱方

液体维生素E 5滴,鸡蛋清1个,蜂蜜1/4杯,混合后用以敷面,20分钟后用温水或清水洗去。蛋黄与蜂蜜各半,拌匀涂于面部,10分钟后用温水洗净。

贴心提醒:

1. 生活规律化,不要过于劳累和过于紧张。
2. 饮食结构合理。
3. 保持精神愉快,遇事不激怒,减少烦恼。

第十章　更年期不代表美丽终结

小贴士：化妆是文化

化妆是文化、是修养。更年期女性宜化淡妆，眉毛以基本型为主，经常理顺并稍加浓一点。眉毛、眼角和嘴角开始下垂，应尽量利用向上的线条；面色苍白的可将腮红斜画，使之呈立体感；脸颊肌肉松弛的可使用较深粉膏掩饰；有斑可在打粉底前涂一层偏蓝的粉霜掩盖，再上粉底，就看不出来了。

由于个人的文化素养、性格气质、职业环境、年龄层次等方面的不同，切忌千篇一律，千人一面，要创造出独特的个人美。

饰品佩戴显更年女个性

更年期女性一般以选择做工考究、质地高档、色彩稳重的饰品为宜。

1. 根据体形选择

体形苗条、瘦弱的人，应考虑小的款式，且应注重细致精巧的造型款式；体形丰满的人，应选择宜大宜多的款式，但也应适中，避免过于烦琐。

2. 根据皮肤选择

皮肤细腻白嫩的人，宜佩戴色彩鲜艳或是镶嵌深色珍珠的饰品；肤色偏黑的人，则以选择透明度好，浅色系列的珍珠饰品为宜。

3. 根据位置选择

选择手链、胸针、发饰之类的首饰时，可不考虑脸型。而在选择项链时，脸型的意义非同小可：

（1）长型脸宜选细小的项链；

（2）长方形脸宜选圆短项链；

（3）圆型脸宜选粗长项链，可考虑配吊坠；

(4)三角型脸宜选粗短项链,应配吊坠;

(5)鹅蛋型脸适中即可。

4.与服饰的搭配

松散、写意的首饰可配宽松的服装;紧凑细小的首饰宜配紧身玲珑的服装。较长的项链可配领子开口较大的服装;较短的项链宜配领子开口较小的服装。

小贴士:

可以说,人生的每一阶段都能创造不同形态的美。青年有青年的风采,中老年有中老年的风韵。人到中老年后,首先要克服自卑心理,不应感叹青春和美貌的消失,而应积极创造"自我特色"的美,显示出稳重成熟的魅力。其次,衣着不要固守陈规,应大胆地穿上色彩较艳的漂亮服装,衣着整洁合体,发型简洁利落,才能体现高雅的风姿。

更年期女性美容食疗方

1.红枣菊花粥

红枣50克、粳米100克,菊花15克,一同放入锅内加清水适量,煮粥待粥煮至浓稠时,放入适量红糖调味食用。

此方具有健脾补血、清肝明目之功效,长期食用可使面部肤色红润,起到保健防病、驻颜美容的作用。

2.莲子美容羹

莲子30克、芡实30克、薏仁50克、桂圆肉10克、蜂蜜适量,先将莲子、芡实、薏仁用清水浸泡30分钟,再将桂圆肉一同放入锅内,用文火煮至烂熟加蜂蜜调味食用。桂圆肉大补元气,莲子补脾养胃,薏仁、芡实为健脾利水之品。

据现代药理研究芡实中含有美容必须的维生素A、维生素C、

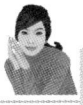

维生素 B,蜂蜜中含有胶原蛋白和酶类等物质,可刺激皮肤细胞的生长,促进新陈代谢;此羹是较理想的美容药膳,经常食用有消除皱纹、白嫩肌肤的作用。

3. 补血美颜羹

川芎 3 克、当归 6 克、红花 2 克、黄芪 4 克、粳米 100 克、鸡汤适量。将米洗净,用水浸泡;当归、川芎、黄芪切成薄片后装入干净的小布袋中,放入瓦锅内加鸡汤共熬成药汁,再将粳米放入药汁中煮粥。待粥煮浓稠时加葱花、精盐、生姜调味食用。

此粥具有活血行气、补养气血之功效;女性常食能调经补血、驻颜美容,每天 1 次,15 天为一疗程。

4. 养颜茶

生姜 500 克、红茶 250 克、盐 100 克、甘草 150 克、丁香 25 克、沉香 25 克,共捣成粗末和匀备用。每次 15~25 克,清晨煎服或泡水代茶饮,每日数次。

此茶具有补脾、养血、健胃、安神、解郁之功效,久服令人容颜白嫩,皮肤细滑,皱纹减少。

5. 银耳樱桃羹

银耳 50 克、樱桃 30 克、桂花和冰糖各适量。先将冰糖溶化,加入银耳煮 10 分钟左右,再加入樱桃、桂花煮沸后,随意食之。

此羹具有补气、养血、白嫩皮肤、美容养颜之功效。